Inverser la Maladie des Valvules Cardiaques

Le guide complet pour comprendre les problèmes cardiovasculaires, trouver les meilleures options de traitement et retrouver votre santé

| Choses que vous devez savoir |

Isabella White

Copyright © 2024 par Isabella White

Clause de non-responsabilité: *Les informations fournies dans ce livre n'ont pas été évaluées par la FDA et ne sont pas destinées à diagnostiquer, traiter, guérir ou prévenir une maladie ou un problème de santé. Le contenu est uniquement destiné à des fins informatives et éducatives. Il ne constitue pas un substitut à l'avis médical de votre médecin ou d'un autre professionnel de la santé. Veuillez consulter un professionnel de la santé qualifié pour tout problème de santé. L'auteur et l'éditeur déclinent toute responsabilité quant aux effets négatifs liés à l'application des informations fournies ici.*

À Propos du Livre

Un diagnostic de valvulopathie cardiaque peut vous rendre inquiet et incertain quant à l'avenir. En tant que patient, vous vous posez probablement de nombreuses questions sur ce qui se passe dans votre cœur et sur vos options. Dans ce livre, l'écrivaine et infirmière Isabella White utilise ses 15 années d'expérience de travail avec des patients atteints de valvules cardiaques pour fournir des informations claires et utiles pour vous guider à travers cette période difficile.

Isabella explique les bases du fonctionnement des valvules cardiaques en termes simples, les types de problèmes valvulaires et la gamme de symptômes qu'ils peuvent provoquer. Elle décrit les traitements chirurgicaux et moins invasifs disponibles et offre des conseils terre-à-terre pour choisir la bonne approche pour votre situation unique. Isabella fournit des conseils pratiques pour se préparer à une intervention chirurgicale, gérer l'inconfort pendant la récupération, reprendre ses activités normales en toute sécurité, adopter un mode de vie sain et contrôler la santé cardiaque.

Isabella comprend l'impact émotionnel que peut avoir la valvulopathie cardiaque. Elle partage des suggestions sur la création d'un réseau de soutien, la définition d'objectifs réalistes et le maintien d'un état d'esprit optimiste – autant d'ingrédients clés pour la guérison.

Supposons que vous ou un de vos proches ayez reçu un diagnostic de problème de valvule cardiaque. Ce livre fournit les connaissances, les idées et les encouragements nécessaires pour récupérer, réparer les dommages et retrouver la santé.

Table des Matières

Introduction

Si vous avez reçu un diagnostic de valvulopathie cardiaque, il est compréhensible de vous inquiéter et de vous poser de nombreuses questions. Qu'est-ce qui ne va pas exactement avec ton cœur ? En quoi consistera le traitement ? Parviendrez-vous à reprendre une vie normale ? Ce livre a été écrit pour fournir des réponses et des informations claires et pratiques pendant cette période difficile.

En tant que rédactrice médicale et infirmière possédant 15 ans d'expérience auprès de patients atteints de valvules cardiaques, j'ai pu constater par moi-même l'impact physique et émotionnel que ce diagnostic peut avoir. Mon objectif est de vous aider à vous éduquer et à vous donner les moyens de participer activement à vos soins. La connaissance est un pouvoir lorsqu'il s'agit de gérer la santé cardiaque. Dans les chapitres suivants, j'explique le fonctionnement des valvules cardiaques saines, les types de maladies valvulaires et les symptômes qu'elles peuvent provoquer. Je décris vos options de traitement en termes simples, y compris les médicaments, la chirurgie et les procédures moins invasives.

Vous apprendrez des conseils pratiques pour vous préparer à toute procédure, définir des attentes raisonnables en matière de récupération, respecter les changements de mode de vie et prendre le contrôle de votre santé cardiovasculaire. Je propose également des suggestions pour faire face au côté émotionnel de ce diagnostic, comme créer un réseau de soutien, gérer le stress et maintenir la motivation.

Il est possible d'inverser les dégâts, de récupérer complètement et de retrouver la vie après un diagnostic de valvule cardiaque. Les informations contenues dans ce livre contribueront à faire de votre voyage une histoire de guérison, de santé et de nouveau départ.

Chapitre 1

Comprendre les Maladies Valvulaires Cardiaques

Anatomie et Fonction des Valvules Cardiaques

Le cœur est un organe musculaire qui pompe le sang dans tout le corps. Le sang transporte l'oxygène et les nutriments vers les cellules et les tissus, éliminant le dioxyde de carbone et les déchets. Le cœur possède quatre valvules qui agissent comme des portes pour garantir que le sang circule dans la bonne direction et à la bonne pression. Ces vannes sont :

- La valve tricuspide, qui sépare l'oreillette droite (chambre supérieure) et le ventricule droit (chambre inférieure) du cœur.
- La valvule pulmonaire, qui sépare le ventricule droit, et l'artère pulmonaire, qui transporte le sang vers les poumons.
- La valvule mitrale, qui sépare l'oreillette gauche et le ventricule gauche du cœur.
- La valvule aortique, qui sépare le ventricule gauche, et l'aorte, qui transporte le sang vers le reste du corps.

Chaque valvule comporte deux ou trois lambeaux de tissu, appelés feuillets ou cuspides, qui s'ouvrent et se ferment pour permettre au sang de passer. Les valvules sont fixées à la paroi interne du cœur par de minces cordons de tissu appelés cordes tendineuses, qui empêchent les valvules de se retourner. Les valvules sont également soutenues par des muscles de la paroi cardiaque, appelés muscles papillaires, qui se contractent et se détendent pour aider les valvules à s'ouvrir et à se fermer.

Les valvules fonctionnent en coordination avec la contraction et la relaxation des cavités cardiaques.

Lorsque les oreillettes se contractent, elles poussent le sang dans les ventricules à travers les valvules tricuspide et mitrale. Lorsque les ventricules se contractent, ils poussent le sang dans l'artère pulmonaire et l'aorte à travers les valvules pulmonaire et aortique. Lorsque les cavités se détendent, les valvules se ferment pour empêcher le sang de refluer vers le cœur.

L'ouverture et la fermeture des valves produisent le son du battement de coeur, qui peut être entendu avec un stéthoscope. Le premier bruit cardiaque (S1) est provoqué par la fermeture des valvules tricuspide et mitrale au début de la contraction ventriculaire. Le deuxième bruit cardiaque (S2) est provoqué par la fermeture des valvules pulmonaire et aortique à la fin de la contraction ventriculaire. Parfois, un troisième (S3) ou un quatrième (S4) bruit cardiaque peut être entendu, ce qui peut indiquer une fonction cardiaque anormale.

Le fonctionnement normal des valvules cardiaques est essentiel au maintien d'un flux sanguin et d'une pression adéquats dans tout le corps. Si les valvules sont endommagées ou malades, elles risquent de ne pas s'ouvrir ou de se fermer correctement, provoquant une fuite ou un reflux de sang. Cela peut réduire la quantité de sang qui atteint les organes et les tissus et augmenter la charge de travail du cœur. Voici quelques causes et types courants de valvulopathies cardiaques :

- Malformations cardiaques congénitales, présentes à la naissance et affectant la structure ou le développement des valvules cardiaques.
- Le rhumatisme articulaire aigu, qui est une maladie inflammatoire qui peut résulter d'une angine streptococcique non traitée et endommager les valvules cardiaques.
- L'endocardite infectieuse, qui est une infection de la paroi interne du cœur ou des valvules cardiaques, est généralement causée par des bactéries ou des champignons.
- Maladie valvulaire dégénérative, c'est-à-dire l'usure des valvules cardiaques due au vieillissement ou à d'autres facteurs.

- Sténose aortique calcifiante, qui est le rétrécissement de la valvule aortique dû à des dépôts de calcium sur les feuillets.
- Prolapsus de la valvule mitrale, qui est le renflement d'un ou des deux feuillets de la valvule mitrale dans l'oreillette gauche lors de la contraction ventriculaire.
- Régurgitation de la valvule mitrale, qui est une fuite de sang du ventricule gauche vers l'oreillette gauche à travers la valvule mitrale.
- Régurgitation valvulaire aortique, qui est une fuite de sang de l'aorte vers le ventricule gauche à travers la valvule aortique.

La valvulopathie cardiaque peut provoquer divers symptômes, tels que des douleurs thoraciques, un essoufflement, de la fatigue, des étourdissements, des palpitations, un gonflement des jambes ou de l'abdomen et des évanouissements.

Types de Problèmes et de Maladies Valvulaires

Les problèmes et maladies des valvules cardiaques affectent le fonctionnement normal d'une ou plusieurs des quatre valvules cardiaques : les valvules aortique, mitrale, pulmonaire et tricuspide. Ces valvules régulent le flux et la direction du sang à travers le cœur et vers le reste du corps. Lorsque les valvules sont endommagées ou malades, elles peuvent provoquer divers symptômes et complications pouvant affecter la qualité de vie et même mettre la vie en danger.

Il existe deux principaux problèmes et maladies des valvules cardiaques : la sténose et la régurgitation. La sténose est le rétrécissement ou le raidissement de l'ouverture de la valvule, ce qui réduit la quantité de sang pouvant circuler à travers la valvule. La régurgitation est une fuite ou un reflux de sang à travers la valvule, qui empêche la valvule de se fermer complètement. La sténose et la régurgitation peuvent obliger le cœur à travailler plus fort pour pomper le sang, ce qui peut entraîner une insuffisance cardiaque, des arythmies et d'autres problèmes.

La sténose et la régurgitation peuvent affecter n'importe laquelle des quatre valvules cardiaques, mais certaines valvules sont plus sujettes à certains problèmes que d'autres. Les types les plus courants de problèmes et de maladies des valvules cardiaques sont :

- **Sténose aortique.** Il s'agit du rétrécissement de la valvule aortique qui sépare le ventricule gauche de l'aorte. La sténose aortique peut être causée par des déficiences congénitales, telles qu'une valve aortique bicuspide, ou par des modifications dégénératives, telles que des calcifications ou des cicatrices, dues au vieillissement ou à d'autres facteurs. La sténose aortique peut provoquer des symptômes tels que des douleurs thoraciques, un essoufflement, de la fatigue, des étourdissements et des évanouissements. La sténose aortique peut également augmenter le risque d'accident vasculaire cérébral, de crise cardiaque et de mort cardiaque subite.
- **Régurgitation aortique.** Il s'agit d'une fuite de sang de l'aorte vers le ventricule gauche à travers la valvule aortique. Des déficiences congénitales, telles qu'une valve

aortique bicuspide, ou des affections acquises, telles qu'une endocardite infectieuse, un rhumatisme articulaire aigu, un traumatisme ou une dissection aortique, peuvent provoquer une régurgitation aortique. L'insuffisance aortique peut provoquer des symptômes tels que des palpitations, un essoufflement, un gonflement des jambes ou de l'abdomen et de la fatigue. L'insuffisance aortique peut également entraîner une insuffisance cardiaque, des arythmies et une endocardite.

- **Sténose mitrale.** Il s'agit du rétrécissement de la valvule mitrale, qui sépare l'oreillette gauche et le ventricule gauche. La sténose mitrale est généralement causée par un rhumatisme articulaire aigu, une maladie inflammatoire pouvant résulter d'une angine streptococcique non traitée. La sténose mitrale peut provoquer des symptômes tels qu'un essoufflement, de la toux, de la fatigue, un gonflement des jambes ou de l'abdomen et des douleurs thoraciques. La sténose mitrale peut également augmenter le risque de fibrillation auriculaire, d'accident vasculaire cérébral, d'hypertension pulmonaire et d'infection.

- **Insuffisance mitrale.** Il s'agit d'une fuite de sang du ventricule gauche vers l'oreillette gauche via la valvule mitrale. Des handicaps congénitaux, tels qu'une fente valvulaire mitrale, ou des affections acquises, telles qu'un prolapsus valvulaire mitral, une endocardite infectieuse, un rhumatisme articulaire aigu, une cardiomyopathie ou une cardiopathie ischémique, peuvent provoquer une régurgitation mitrale. La régurgitation mitrale peut provoquer des symptômes tels qu'un essoufflement, de la fatigue, des palpitations et des douleurs thoraciques. L'insuffisance mitrale peut également entraîner une insuffisance cardiaque, des arythmies et une endocardite.

- **Sténose pulmonaire.** Il s'agit du rétrécissement de la valvule pulmonaire qui sépare le ventricule droit de l'artère pulmonaire. La sténose pulmonaire est généralement une incapacité congénitale qui affecte le développement de la valvule. La sténose pulmonaire peut provoquer une cyanose (peau bleutée), un essoufflement, de la fatigue et des douleurs thoraciques. La sténose pulmonaire peut également affecter la croissance et le développement du cœur et des poumons.

- **Insuffisance pulmonaire.** Il s'agit d'une fuite de sang de l'artère pulmonaire vers le ventricule droit à travers la valvule pulmonaire. La régurgitation pulmonaire est généralement une complication de l'hypertension pulmonaire, qui est une pression artérielle élevée dans les poumons. La régurgitation pulmonaire peut provoquer des symptômes tels qu'un essoufflement, de la fatigue, un gonflement des jambes ou de l'abdomen et des douleurs thoraciques. La régurgitation pulmonaire peut également entraîner une insuffisance cardiaque droite et des arythmies.

- **Sténose tricuspide.** Cela rétrécit la valvule tricuspide, qui sépare l'oreillette droite et le ventricule. La sténose tricuspide est rare et est généralement causée par un rhumatisme articulaire aigu ou une endocardite infectieuse. La sténose tricuspide peut provoquer des symptômes tels que fatigue, gonflement des jambes ou de l'abdomen et douleurs abdominales. La sténose tricuspide peut également augmenter le risque de fibrillation auriculaire, d'infection et de problèmes hépatiques.

- **Insuffisance tricuspide.** Il s'agit d'une fuite de sang du ventricule droit vers l'oreillette droite via la valvule tricuspide. La régurgitation tricuspide peut être causée par des handicaps congénitaux, tels que l'anomalie d'Ebstein, ou par des affections acquises, telles que l'hypertension pulmonaire, l'endocardite infectieuse, le rhumatisme articulaire aigu ou l'insuffisance cardiaque droite. La régurgitation tricuspide peut provoquer des symptômes tels que fatigue, gonflement des jambes ou de l'abdomen et douleurs abdominales. La régurgitation tricuspide peut également aggraver les symptômes et les complications de l'hypertension pulmonaire et de l'insuffisance cardiaque droite.

Symptômes et Complications

Les valvulopathies cardiaques peuvent affecter la qualité de vie et la santé des personnes. Différents symptômes et complications peuvent survenir selon le type et la gravité du problème valvulaire. Certains des symptômes et complications courants de la valvulopathie cardiaque sont :

- **Essoufflement.** C'est la sensation de ne pas pouvoir respirer suffisamment ou confortablement. Cela peut survenir au repos, pendant une activité physique, ou en position couchée ou penchée. Cela peut être causé par une réduction du flux sanguin vers les poumons, une augmentation de la pression ou une accumulation de liquide dans les poumons due à une insuffisance cardiaque.

- **Fatigue.** C'est le sentiment d'être fatigué, faible ou épuisé. Cela peut survenir en raison d'une réduction du flux sanguin vers le corps, d'une charge de travail accrue du cœur ou d'une anémie (faible nombre de globules rouges).

- **Douleur thoracique.** Il s'agit d'une sensation d'inconfort, de pression ou de compression dans la poitrine. Cela peut être dû à une réduction du flux sanguin vers le muscle cardiaque, à une augmentation de la pression dans les cavités cardiaques ou à une inflammation de la muqueuse cardiaque. Une douleur thoracique peut être le signe d'une angine de poitrine (douleur thoracique due à une maladie coronarienne) ou d'une crise cardiaque.

- **Vertiges.** C'est la sensation d'être étourdi, faible ou instable. Cela peut survenir en raison d'une diminution du flux sanguin vers le cerveau, d'une hypotension artérielle ou d'un rythme cardiaque anormal. Les étourdissements peuvent entraîner des évanouissements (perte de conscience) ou des chutes.

- **Palpitations.** C'est la sensation d'avoir un rythme cardiaque rapide, irrégulier ou sauté. Cela peut survenir en raison de signaux électriques anormaux dans le cœur, d'une augmentation de la pression dans les cavités cardiaques ou d'une fuite ou d'un rétrécissement des valvules. Les palpitations peuvent provoquer de l'anxiété, de l'inconfort ou des douleurs thoraciques.

- **Gonflement.** Il s'agit de l'accumulation de liquide dans les tissus, en particulier dans les jambes, les pieds ou l'abdomen. Cela peut survenir en raison d'une réduction du flux sanguin provenant du cœur, d'une augmentation de la pression dans les veines ou d'une rétention d'eau due à une insuffisance cardiaque. L'enflure peut provoquer de la douleur, de l'inconfort ou des difficultés à bouger.

- **Accident vasculaire cérébral.** Il s'agit d'une interruption soudaine du flux sanguin vers le cerveau, provoquant des lésions cérébrales. Cela peut être dû à un caillot sanguin ou à un vaisseau qui saigne dans le cerveau. L'accident vasculaire cérébral peut être causé par une valvulopathie de plusieurs manières, notamment :

- o Un caillot sanguin peut se former sur une valvule endommagée ou infectée et se rendre au cerveau, bloquant un vaisseau sanguin. C'est ce qu'on appelle un accident vasculaire cérébral embolique.

- o Un caillot sanguin peut se former dans le cœur en raison de la fibrillation auriculaire, une arythmie courante associée à une maladie valvulaire, et se déplacer vers le cerveau, bloquant un vaisseau sanguin. C'est ce qu'on appelle également un accident vasculaire cérébral embolique.

- o Une valve rétrécie ou qui fuit peut réduire le flux sanguin et la pression vers le cerveau, provoquant un manque d'oxygène et de nutriments. C'est ce qu'on appelle un accident vasculaire cérébral ischémique.

- o Une valve qui fuit peut augmenter la pression artérielle dans le cerveau, provoquant la rupture et le saignement d'un vaisseau sanguin. C'est ce qu'on appelle un accident vasculaire cérébral hémorragique.

Un accident vasculaire cérébral peut provoquer des symptômes tels qu'une faiblesse soudaine, un engourdissement ou une paralysie du visage, d'un bras ou d'une jambe, en particulier d'un côté du corps ; confusion soudaine ; difficulté à parler ou à comprendre ; problèmes de vision soudains; vertiges soudains; perte d'équilibre; difficulté à marcher; ou un mal de tête soudain et intense. Un accident vasculaire cérébral est une urgence médicale qui nécessite un traitement immédiat pour prévenir une invalidité permanente ou le décès.

- **Insuffisance cardiaque.** Il s'agit d'une condition dans laquelle le cœur ne peut pas pomper suffisamment de sang pour répondre aux besoins du corps. Cela peut survenir en raison d'une maladie valvulaire de plusieurs manières, telles que :
    - Une valvule rétrécie ou qui fuit peut réduire le flux sanguin hors du cœur, obligeant le cœur à travailler plus fort et à s'élargir et à s'affaiblir avec le

temps. C'est ce qu'on appelle une insuffisance cardiaque systolique.

- o Une valve qui fuit peut augmenter la pression artérielle et le volume dans le cœur, ce qui rend le cœur raide et incapable de se détendre et de se remplir correctement. C'est ce qu'on appelle l'insuffisance cardiaque diastolique.

- o Une valve qui fuit peut provoquer le retour du sang dans les poumons ou dans le corps, provoquant une accumulation de liquide et une congestion. C'est ce qu'on appelle une insuffisance cardiaque congestive.

L'insuffisance cardiaque peut provoquer des symptômes tels qu'un essoufflement, de la fatigue, un gonflement, de la toux, une prise de poids, une perte d'appétit, des nausées ou des douleurs abdominales. L'insuffisance cardiaque peut également entraîner des complications telles que des lésions rénales, hépatiques ou des arythmies. L'insuffisance cardiaque est une maladie chronique et évolutive qui nécessite une prise en charge et un traitement tout au long de la vie.

- **Endocardite.** Il s'agit d'une infection de la paroi interne du cœur ou des valvules cardiaques, généralement causée par des bactéries ou des champignons. Cela peut survenir en raison d'une maladie valvulaire de plusieurs manières, telles que :
    - Une valvule endommagée ou malade peut fournir un site où des bactéries ou des champignons peuvent s'attacher et se développer, formant une masse de tissu infecté appelée végétation. Cela peut endommager davantage la valve et provoquer une régurgitation ou une sténose.
    - La végétation peut se détacher et voyager dans la circulation sanguine, provoquant des infections dans d'autres parties du corps, comme le cerveau, les poumons, les reins ou la peau. Cela peut également provoquer

des accidents vasculaires cérébraux emboliques ou des abcès.

o Une infection peut se propager de la valvule au muscle cardiaque, provoquant une inflammation et des lésions. Cela peut entraîner une insuffisance cardiaque ou des arythmies.

L'endocardite peut provoquer des symptômes tels que de la fièvre, des frissons, des sueurs nocturnes, une perte de poids, de la fatigue, des douleurs articulaires ou musculaires, ou un souffle cardiaque nouveau ou modifié. L'endocardite peut mettre la vie en danger et nécessite un diagnostic et un traitement rapides avec des antibiotiques et parfois une intervention chirurgicale.

Diagnostic et Tests

Pour diagnostiquer une valvulopathie cardiaque, votre médecin vous posera des questions sur vos antécédents médicaux, vos symptômes et vos antécédents familiaux de problèmes cardiaques. Votre médecin effectuera également un examen physique, qui peut inclure l'écoute de votre cœur avec un stéthoscope, la vérification de votre pouls et de votre tension artérielle et la recherche de signes d'accumulation de liquide dans votre corps.

Votre médecin peut prescrire un ou plusieurs tests pour confirmer le diagnostic de valvulopathie cardiaque et pour évaluer le type, la gravité et l'impact du problème valvulaire sur votre cœur et votre corps. Certains des tests courants pour les valvulopathies cardiaques sont :

- **Échocardiogramme.** Il s'agit du principal test permettant de diagnostiquer une valvulopathie cardiaque. Il utilise des ondes sonores pour créer des images de votre cœur et de ses valvules. Il peut montrer la taille, la forme et la fonction de votre cœur, ainsi que la structure, le mouvement et le flux sanguin de vos valvules. Il peut également mesurer la pression et le volume de sang dans les cavités et les vaisseaux de votre cœur. Il existe différents types d'échocardiogrammes, tels que les échocardiogrammes transthoraciques, transœsophagiens ou de stress, selon la manière dont les ondes sonores sont envoyées et reçues.

- **Électrocardiogramme (ECG ou ECG).** Il s'agit d'un test simple et indolore qui enregistre l'activité électrique de votre cœur. Il peut montrer la rapidité et la régularité de vos battements cardiaques et s'il existe des schémas anormaux ou des signes de dommages. Il peut également détecter des arythmies, telles que la fibrillation auriculaire, fréquentes chez les personnes atteintes de valvulopathies cardiaques.

- **Radiographie pulmonaire.** Il s'agit d'un test qui utilise des radiations pour créer des images de votre poitrine, y compris de votre cœur et de vos poumons. Il peut indiquer si votre cœur est hypertrophié ou si il y a du liquide dans vos poumons, ce qui est un signe d'insuffisance cardiaque. Cela peut également indiquer s'il existe d'autres problèmes au niveau de votre poitrine, comme une pneumonie ou un cancer du poumon.

- **IRM cardiaque.** Il s'agit d'un test qui utilise un champ magnétique puissant et des ondes radio pour créer des images détaillées de votre cœur et de ses valvules. Il peut fournir plus d'informations qu'un échocardiogramme, comme l'épaisseur et la fibrose de votre muscle cardiaque, l'étendue des dommages valvulaires et la présence de caillots sanguins ou d'infections. Il peut également mesurer le débit sanguin et la pression dans votre cœur et vos vaisseaux.

- **Tests d'exercice ou tests d'effort.** Ce sont des tests qui mesurent le fonctionnement de votre cœur sous un stress physique, comme marcher sur un tapis roulant ou faire du vélo stationnaire. Ils peuvent montrer si votre maladie valvulaire cardiaque provoque des symptômes ou affecte votre fonction cardiaque pendant l'exercice. Ils peuvent également vous aider à déterminer votre niveau de forme physique et votre risque de subir une crise cardiaque ou un accident vasculaire cérébral. Si vous ne pouvez pas faire d'exercice, vous pourrez recevoir un médicament qui imite l'effet de l'exercice sur votre cœur.

- **Cathétérisme cardiaque.** Il s'agit d'un test invasif qui consiste à insérer un tube fin et flexible appelé cathéter dans un vaisseau sanguin, généralement dans l'aine ou le poignet, et à le guider jusqu'à votre cœur. Un colorant est injecté à travers le cathéter pour rendre votre cœur et vos vaisseaux visibles sur les images radiographiques. Ce test peut mesurer la pression et le débit sanguin dans vos cavités cardiaques et vos vaisseaux et montrer le degré de rétrécissement ou de fuite des valvules. Il peut également détecter une maladie coronarienne, qui est une cause ou une complication fréquente des valvulopathies cardiaques.

Ces tests peuvent aider votre médecin à déterminer le meilleur plan de traitement pour votre valvulopathie cardiaque et à surveiller votre état au fil du temps.

Chapitre 2

Options de Traitement pour les Valvules Cardiaques Défectueuses

Médicaments pour Gérer les Symptômes

La valvulopathie cardiaque peut provoquer divers symptômes qui affectent la qualité de vie et la santé des personnes qui en sont atteintes. Selon le type et la gravité du problème valvulaire, différents médicaments peuvent être prescrits pour aider à soulager les symptômes et à prévenir d'autres complications. Certains des médicaments courants pour gérer les symptômes de la valvulopathie cardiaque sont :

- **Vasodilatateurs.** Ce sont des médicaments qui élargissent les vaisseaux sanguins et abaissent la tension artérielle. Ils peuvent aider à réduire la charge de travail du cœur et à améliorer la circulation sanguine dans les valvules. Quelques exemples de vasodilatateurs sont les inhibiteurs de l'enzyme de conversion de l'angiotensine (ECA), les bloqueurs des récepteurs de l'angiotensine (ARA) et les nitrates.

- **Diurétiques.** Ces médicaments augmentent le débit urinaire et réduisent la rétention d'eau dans le corps. Ils peuvent aider à soulager l'enflure, la congestion et l'essoufflement causés par l'insuffisance cardiaque. Quelques exemples de diurétiques sont le furosémide, l'hydrochlorothiazide et la spironolactone.

- **Bêta-bloquants.** Ces médicaments ralentissent le rythme cardiaque et abaissent la tension artérielle. Ils peuvent aider à réduire les palpitations, les douleurs thoraciques et l'anxiété causées par les arythmies. Quelques exemples de bêtabloquants sont le métoprolol, l'aténolol et le bisoprolol.

- **Antiarythmiques.** Ces médicaments régulent les signaux électriques du cœur et rétablissent un rythme cardiaque normal. Ils peuvent aider à traiter ou à prévenir la fibrillation auriculaire, une arythmie courante associée aux valvulopathies. Quelques exemples d'antiarythmiques sont l'amiodarone, le sotalol et la digoxine.

- **Anticoagulants.** Ce sont des médicaments qui empêchent la formation de caillots sanguins dans le cœur ou dans les vaisseaux sanguins. Ils peuvent aider à réduire le risque d'accident vasculaire cérébral, de crise cardiaque ou d'embolie causée par une valvulopathie. Quelques exemples d'anticoagulants sont la warfarine, le dabigatran et le rivaroxaban.

- **Antibiotiques.** Ces médicaments traitent ou préviennent les infections bactériennes pouvant endommager les valvules ou provoquer une endocardite. Ils peuvent aider à prévenir le rhumatisme articulaire aigu, une cause fréquente de valvulopathie, ou à traiter l'endocardite infectieuse, une complication grave de la valvulopathie. Quelques exemples d'antibiotiques sont la pénicilline, l'amoxicilline et la ceftriaxone.

Ces médicaments peuvent contribuer à améliorer les symptômes et la qualité de vie des personnes atteintes d'une valvulopathie cardiaque.

Chirurgie à Cœur Ouvert pour la Réparation et le Remplacement des Valvules

La chirurgie à cœur ouvert est un type de chirurgie qui consiste à pratiquer une grande incision dans la poitrine et à arrêter temporairement le cœur pour accéder aux valvules cardiaques et les opérer. La chirurgie à cœur ouvert est la méthode la plus courante et la plus traditionnelle de traitement des valvulopathies cardiaques nécessitant une intervention chirurgicale.

Il existe deux principaux types de chirurgie à cœur ouvert pour la réparation et le remplacement valvulaire : la réparation valvulaire et le remplacement valvulaire. La réparation d'une vanne est une procédure qui préserve et restaure la fonction d'origine de la vanne. Le remplacement valvulaire est une procédure qui consiste à retirer la valvule endommagée ou malade et à la remplacer par une valvule artificielle.

Le choix entre la réparation et le remplacement valvulaire dépend de plusieurs facteurs, tels que le type et la gravité de la maladie valvulaire, l'état et la durabilité du tissu valvulaire, la taille et la forme de la valvule, le risque d'infection ou de caillot sanguin, la la disponibilité et la compatibilité de la valve artificielle, ainsi que l'âge, la santé et les préférences du patient.

La réparation des valves est généralement préférée au remplacement des valves car elle présente plusieurs avantages, tels que :

- Préserver la structure et la fonction naturelles de la valvule et du cœur
- Réduire le risque d'infection, de saignement ou de rejet
- Améliorer la survie à long terme et la qualité de vie du patient
- Éviter le recours à des médicaments anticoagulants à vie

Cependant, la réparation valvulaire n'est que parfois possible ou efficace, notamment pour les valvules gravement endommagées ou calcifiées. Dans certains cas, le remplacement de la valve peut être la seule ou la meilleure option, car elle peut constituer une solution plus durable et plus fiable.

Deux principaux types de valvules artificielles peuvent être utilisés pour le remplacement valvulaire : les valvules mécaniques et les valvules biologiques. Les vannes mécaniques sont constituées de matériaux synthétiques, tels que le métal ou le carbone. Les valvules biologiques sont constituées de tissus animaux ou humains, provenant par exemple d'un porc, d'une vache ou d'un donneur humain.

Le choix entre les valves mécaniques et biologiques dépend également de plusieurs facteurs, tels que le type et l'emplacement de la valve, la durabilité et les performances de la valve, le risque d'infection ou de caillot sanguin, la disponibilité et la compatibilité de la valve, ainsi que l'état de santé du patient. l'âge, la santé et les préférences.

Les valves mécaniques ont l'avantage d'être durables et de durer longtemps, généralement pour le reste de la vie du patient. Cependant, ils présentent l'inconvénient d'être sujets à la formation de caillots sanguins, qui peuvent provoquer un accident vasculaire cérébral ou une embolie. Par conséquent, les patients qui reçoivent des valvules mécaniques doivent prendre des médicaments anticoagulants pour le reste de leur vie, ce qui peut augmenter le risque de saignement et nécessiter une surveillance et des tests réguliers.

Les valvules biologiques sont plus naturelles, compatibles avec l'organisme et ne nécessitent pas de médicaments anticoagulants. Cependant, ils présentent l'inconvénient d'être moins durables et de durer moins longtemps, généralement 10 à 15 ans. Par conséquent, les patients qui reçoivent des valvules biologiques pourraient devoir subir une autre intervention chirurgicale à l'avenir pour remplacer la valvule usée.

La chirurgie à cœur ouvert pour la réparation et le remplacement des valvules est une opération majeure et complexe qui nécessite une anesthésie générale, une machine cœur-poumon et plusieurs heures de chirurgie. Cela implique également une période de récupération longue et intensive, qui peut prendre plusieurs semaines ou mois.

Le patient devra peut-être rester à l'hôpital pendant quelques jours ou semaines, puis suivre un régime médicamenteux strict, un régime alimentaire, de l'exercice et des visites de suivi. Le patient peut également ressentir des effets secondaires ou des complications, tels qu'une infection, un saignement, une arythmie ou un problème avec la valve artificielle.

La chirurgie à cœur ouvert pour la réparation et le remplacement des valvules cardiaques peut améliorer les symptômes et la qualité de vie des personnes atteintes d'une valvulopathie cardiaque, mais elle ne constitue pas un remède.

Procédures Transcathéter Mini-Invasives

Les procédures transcathéters mini-invasives sont des méthodes alternatives de traitement des valvulopathies cardiaques qui utilisent des cathéters (tubes fins et flexibles) pour accéder aux valvules cardiaques et les opérer sans ouvrir la poitrine ni arrêter le cœur. Les cardiologues interventionnels et les chirurgiens cardiaques effectuent ces procédures dans un laboratoire de cathétérisme.

Les procédures transcathéter mini-invasives conviennent aux patients atteints d'une valvulopathie grave nécessitant une intervention chirurgicale, mais considérées comme trop à risque ou inéligibles à une chirurgie à cœur ouvert en raison de leur âge, de leur état de santé ou d'autres facteurs. Ces procédures peuvent également être utilisées pour les patients qui préfèrent une option moins invasive ou qui ont déjà subi une chirurgie valvulaire.

Il existe différents types de procédures transcathéter mini-invasives pour la réparation et le remplacement des valvules, en fonction du type et de l'emplacement de la valvule. Certaines des procédures transcathéter courantes sont :

- **Remplacement valvulaire aortique par cathéter (TAVR) ou implantation valvulaire aortique transcathéter**

(TAVI). Cette procédure remplace une valvule aortique rétrécie ou qui fuit par une valvule artificielle fabriquée à partir de tissu animal. La valve artificielle est comprimée et administrée via un cathéter inséré par une petite incision dans l'aine ou la poitrine. La valvule artificielle est ensuite dilatée et positionnée à l'intérieur de la valvule malade, repoussant les anciens feuillets valvulaires à l'écart. La nouvelle valve assume la fonction de régulation du flux sanguin du ventricule gauche vers l'aorte.

- **Réparation de la valve mitrale par cathéter (TMVR) ou réparation bord à bord de la valve mitrale par cathéter (TMVr).** Cette procédure répare une valvule mitrale qui fuit en fixant un clip mécanique aux feuillets valvulaires. Le clip est délivré via un cathéter inséré dans une veine de l'aine et guidé vers le cœur. Le clip serre les feuillets valvulaires ensemble, réduisant ainsi les fuites et améliorant le flux sanguin de l'oreillette gauche vers le ventricule gauche. Le clip reste en place en permanence, permettant à la valve de s'ouvrir et de se fermer normalement.

- **Remplacement de la valve mitrale par cathéter (TMVR) ou valve dans la valve mitrale par cathéter (TMViV).** Cette procédure remplace une valvule mitrale endommagée ou malade par une valvule artificielle fabriquée à partir de tissu animal. La valvule artificielle est administrée par un cathéter inséré dans une petite incision dans la poitrine et guidée vers le cœur. La valve artificielle est ensuite élargie et positionnée à l'intérieur de l'ancienne valve, remplaçant ainsi sa fonction de régulation du flux sanguin de l'oreillette gauche vers le ventricule gauche. Cette procédure est principalement utilisée pour les patients ayant déjà subi une chirurgie de la valvule mitrale et ayant besoin d'une nouvelle valvule.

- **Remplacement valvulaire pulmonaire par cathéter (TPVR) ou valve-dans-valve pulmonaire transcathéter (TPViV).** Cette procédure remplace une valvule pulmonaire rétrécie ou qui fuit par une valvule artificielle fabriquée à partir de tissu animal. La valvule artificielle est administrée par un cathéter inséré dans une veine de l'aine ou du cou et guidée vers le cœur. La valvule artificielle est ensuite élargie et positionnée à l'intérieur de l'ancienne valvule, remplaçant ainsi sa fonction de régulation du flux sanguin du ventricule droit vers l'artère pulmonaire. Cette procédure est principalement utilisée pour les patients présentant des malformations cardiaques congénitales qui affectent la valvule pulmonaire et nécessitent une nouvelle valvule.

Les procédures transcathéter mini-invasives présentent plusieurs avantages par rapport à la chirurgie à cœur ouvert, tels que :

- Temps de récupération plus court et moins douloureux
- Moins de risque d'infection, de saignement ou de complications
- Pas besoin d'anesthésie générale ni de machine cœur-poumon

- Pas besoin d'une grande incision thoracique ou d'une sternotomie
- Pas besoin de médicaments anticoagulants à vie (sauf pour certaines valves mécaniques)

Cependant, les procédures transcathéter mini-invasives présentent également certaines limites et défis, tels que :

- Coût plus élevé et disponibilité limitée.
- Moins de durabilité et de performances de certaines valves artificielles.
- Risque plus élevé d'accident vasculaire cérébral, de blessure vasculaire ou de fuite valvulaire.
- Nécessité d'une surveillance et de tests réguliers de la valvule artificielle.
- Nécessité de répéter les procédures dans certains cas.

Les procédures transcathéter mini-invasives peuvent améliorer les symptômes et la qualité de vie des personnes atteintes de valvulopathies cardiaques, mais elles ne constituent pas un remède. Le patient devra toujours prendre soin de son cœur et surveiller régulièrement son état. Le patient peut également avoir besoin de modifier son mode de vie, comme arrêter de fumer, avoir une alimentation saine, gérer son stress et éviter les activités intenses.

Choisir la Bonne Approche Thérapeutique

Choisir la bonne approche thérapeutique pour votre valvulopathie cardiaque peut être une décision difficile et complexe. De nombreux facteurs doivent être pris en compte, tels que le type et la gravité de votre problème valvulaire, les risques et les avantages de chaque option, vos préférences et valeurs personnelles, ainsi que votre état de santé général et votre espérance de vie.

L'objectif principal du traitement est d'améliorer vos symptômes et votre qualité de vie, de prévenir d'autres complications et de prolonger votre survie. Cependant, chaque option de traitement présente des avantages et des inconvénients et peut ne pas convenir ou ne pas être efficace pour tout le monde. Il est donc important de discuter de vos options avec votre médecin et de comprendre les avantages et les inconvénients de chaque option.

Certaines des questions que vous voudrez peut-être poser à votre médecin sont :

- Quelle est la gravité de ma valvulopathie et comment affecte-t-elle ma fonction cardiaque et ma santé ?

- Quels sont les résultats et complications possibles de ma valvulopathie si elle n'est pas traitée ou si elle est traitée uniquement avec des médicaments ?

- Quels sont les différents types de chirurgie ou de procédures transcathéter disponibles pour mon problème valvulaire, et comment fonctionnent-ils ?

- Quels sont les risques et les avantages de chaque option, et comment se comparent-ils les uns aux autres ?

- Quelle est la probabilité que chaque option puisse améliorer mes symptômes et ma qualité de vie, prévenir d'autres complications et prolonger ma survie ?

- Dans quelle mesure chaque option est-elle durable et fiable, et quelles sont les chances de devoir recourir à une autre procédure à l'avenir ?

- Quelle est la durée et l'intensité de la période de récupération pour chaque option, et quels sont les effets secondaires ou complications possibles pendant ou après la procédure ?
- Comment chaque option affectera-t-elle mon style de vie, mes activités et mes besoins en médicaments ?
- Quels sont les coûts et la disponibilité de chaque option, et mon assurance les couvrira-t-elle ?
- Quelles sont les préférences et les expériences d'autres patients présentant des problèmes valvulaires et des traitements similaires ?
- Quels sont mes valeurs et mes objectifs concernant ma santé et ma qualité de vie ?

Vous souhaiterez peut-être également demander un deuxième avis à un autre médecin ou à un spécialiste des valvules cardiaques, surtout si vous avez des doutes ou des inquiétudes concernant votre diagnostic ou votre plan de traitement. Vous souhaiterez peut-être également impliquer votre famille et vos amis dans la prise de décision, car ils peuvent vous apporter soutien et conseils.

En fin de compte, la décision vous appartient, sur la base des meilleures informations disponibles et de vos préférences personnelles. Choisissez l'option avec laquelle vous vous sentez le plus à l'aise et en confiance et qui correspond à vos valeurs et à vos objectifs. Vous devez également être prêt à accepter les résultats et conséquences possibles de votre choix et à suivre les instructions et les recommandations de votre médecin et de votre équipe soignante.

Choisir la bonne approche thérapeutique pour votre valvulopathie cardiaque peut être un processus difficile et stressant ; cependant, cela peut aussi être gratifiant et responsabilisant. En étant bien informé et impliqué activement dans votre processus décisionnel, vous pourrez faire le meilleur choix pour votre santé et votre bien-être.

Chapitre 3

Se Préparer à la Chirurgie des Valvules Cardiaques

Trouver le Bon Chirurgien Cardiaque

Trouver le bon chirurgien cardiaque est important pour se préparer à une chirurgie valvulaire cardiaque. Un chirurgien cardiaque est un médecin spécialisé dans la chirurgie du cœur et de ses valvules. Un bon chirurgien cardiaque peut améliorer vos chances de réussite de l'opération et de rétablissement en douceur.

Il y a plusieurs facteurs à considérer lors du choix d'un chirurgien cardiaque, tels que :

- **Titres et expérience.** Vous devriez rechercher un chirurgien cardiaque certifié en chirurgie cardiothoracique et possédant une formation et une expérience approfondies pour effectuer le type de chirurgie dont vous avez besoin. Vous devez également vérifier la réputation du chirurgien, ses notes et les avis d'autres patients et sources. Vous pouvez trouver ces informations sur Healthgrades.com, la Society of Thoracic Surgeons ou le ministère de la Santé de votre État.

- **Qualité et emplacement de l'hôpital.** Choisissez un chirurgien cardiaque qui travaille dans un hôpital avec des normes et des résultats de chirurgie cardiaque de haute qualité. Vous pouvez comparer les performances et les évaluations de différents hôpitaux sur des sites Web tels que Healthgrades.com ou Medicare.gov. Vous devez également tenir compte de l'emplacement de l'hôpital et de sa commodité et de son accessibilité pour vous et votre famille.

- **Style de communication et personnalité.** Choisissez un chirurgien cardiaque qui vous écoute, répond à vos questions, explique vos options et respecte vos préférences et vos valeurs. Vous devez vous sentir à l'aise et en confiance avec votre chirurgien et faire confiance à son jugement et à son expertise. Vous pouvez évaluer le style de communication et la personnalité du chirurgien lors de la consultation ou en lisant les avis des patients.

- **Couverture et coût de l'assurance.** Choisissez un chirurgien cardiaque qui accepte votre régime d'assurance et facture des frais raisonnables pour la chirurgie et les soins de suivi. Vous devriez également vous renseigner sur le coût estimé de l'intervention chirurgicale et ce qu'elle comprend, comme les frais d'hospitalisation, les frais d'anesthésie et les soins postopératoires. Renseignez-vous également sur toute aide financière disponible ou sur les plans de paiement.

Pour trouver le bon chirurgien cardiaque, vous pouvez commencer par obtenir des références de votre médecin traitant ou de votre cardiologue, qui pourra vous recommander des chirurgiens en qui ils ont confiance et avec lesquels ils travaillent. Vous pouvez également demander leurs suggestions à votre famille, vos amis ou à d'autres professionnels de la santé. Vous pouvez ensuite rechercher en ligne les références, l'expérience et les avis des chirurgiens et affiner votre liste. Vous pourrez alors contacter les cabinets des chirurgiens et planifier une consultation pour les rencontrer et les interroger. Vous pouvez également demander un deuxième avis à un autre chirurgien si vous avez des doutes ou des inquiétudes.

À Quoi S'attendre Avant, Pendant et Après la Chirurgie

La chirurgie valvulaire cardiaque est une opération majeure qui nécessite une préparation et une récupération minutieuses. Savoir à quoi vous attendre avant, pendant et après la chirurgie peut vous aider à vous sentir mieux préparé et plus confiant. Voici quelques directives générales, mais vous devez toujours suivre les instructions et recommandations spécifiques de votre médecin.

Avant la chirurgie.

Avant la chirurgie, vous devez subir des tests et des évaluations pour vous assurer que vous êtes prêt. Ceux-ci peuvent inclure des analyses de sang, des radiographies pulmonaires, des électrocardiogrammes, des échocardiogrammes, un cathétérisme cardiaque et d'autres tests d'imagerie. Vous rencontrerez également votre chirurgien, votre anesthésiste et d'autres membres de l'équipe chirurgicale pour discuter des détails et des risques de la chirurgie et pour signer un formulaire de consentement.

Vous devrez arrêter de prendre certains médicaments, tels que des anticoagulants, des anti-inflammatoires ou des suppléments à base de plantes, quelques jours ou semaines avant la chirurgie, car ils peuvent augmenter le risque de saignement ou interférer avec la chirurgie. Vous devrez également jeûner (ne rien manger ni boire) pendant au moins huit heures avant la chirurgie pour éviter les nausées ou les vomissements. On peut vous donner certains médicaments à prendre avant la chirurgie, comme des antibiotiques, pour prévenir l'infection.

Vous devez emporter un sac contenant certains objets personnels dont vous aurez besoin pendant votre séjour à l'hôpital, comme des vêtements confortables, des pantoufles, des articles de toilette, des lunettes, des appareils auditifs, des prothèses dentaires et une liste de vos médicaments et de vos allergies. Vous devez également demander à quelqu'un de vous conduire vers et depuis l'hôpital pour vous aider dans vos activités quotidiennes après la chirurgie. Vous ne devez pas fumer, boire de l'alcool ou utiliser des drogues récréatives avant la chirurgie, car cela pourrait affecter votre rétablissement.

Pendant l'opération.

Le jour de l'intervention chirurgicale, vous serez admis à l'hôpital et conduit dans une zone préopératoire, où vous enfilerez une blouse d'hôpital et vous ferez insérer une ligne intraveineuse (IV) dans votre bras. Vous aurez également des moniteurs attachés à votre poitrine, vos bras et vos jambes pour mesurer votre fréquence cardiaque, votre tension artérielle, votre niveau d'oxygène et d'autres signes vitaux. Vous serez ensuite conduit à la salle d'opération, où vous recevrez une anesthésie générale, ce qui vous endormira et ne ressentira aucune douleur pendant l'opération.

L'intervention chirurgicale durera plusieurs heures, selon le type et la complexité de l'intervention. Le chirurgien pratiquera une incision dans votre poitrine, généralement le long du sternum (sternum), pour accéder à votre cœur. Vous serez connecté à une machine cœur-poumon, qui prendra en charge le fonctionnement de votre cœur et de vos poumons pendant l'opération. Le chirurgien réparera ou remplacera ensuite votre valvule endommagée ou malade en utilisant soit votre tissu, une valvule artificielle ou une valvule biologique provenant d'un donneur animal ou humain. Le chirurgien fermera ensuite l'incision avec des points de suture ou des agrafes et la recouvrira d'un bandage. Vous serez déconnecté de la machine cœur-poumon et votre cœur reprendra sa fonction normale.

Après l'opération.

Après l'opération, vous serez conduit dans une salle de réveil ou dans une unité de soins intensifs (USI), où vous serez étroitement surveillé pour toute complication, telle qu'un saignement, une infection, une arythmie ou un problème avec la nouvelle valve. Vous aurez des tubes et des fils attachés à votre corps, comme un tube respiratoire, un drain thoracique, un cathéter urinaire et une ligne artérielle. Vous recevrez également certains médicaments, tels que des analgésiques, des antibiotiques et des anticoagulants, via votre ligne IV. Vous vous réveillerez progressivement de l'anesthésie et le tube respiratoire sera retiré lorsque vous pourrez respirer par vous-même.

En fonction de votre état et de votre rétablissement, vous resterez à l'hôpital pendant plusieurs jours ou semaines. Vous serez transféré dans une chambre ordinaire, où vous continuerez à recevoir les soins et le soutien de votre équipe médicale. Vous serez encouragé à vous lever, à marcher et à faire des exercices de respiration pour prévenir la formation de caillots sanguins, la pneumonie et la faiblesse musculaire.

Vous passerez également des tests et des évaluations, tels que des radiographies pulmonaires, des électrocardiogrammes, des échocardiogrammes et des analyses de sang, pour vérifier votre fonction cardiaque et votre guérison. Vous recevrez des instructions et des informations sur la façon de prendre soin de votre incision, de gérer votre douleur, de prendre vos médicaments et de suivre une alimentation et un mode de vie sains. Vous serez également référé à un programme de réadaptation cardiaque, qui vous aidera à retrouver votre force et votre endurance et à réduire votre risque de futurs problèmes cardiaques.

Processus de Rétablissement et de Réadaptation

Le processus de récupération et de rééducation sont essentiels à votre traitement après une chirurgie valvulaire cardiaque. Ils peuvent vous aider à guérir plus rapidement, à prévenir les complications et à améliorer votre fonction cardiaque et votre qualité de vie. Le processus de récupération et de réadaptation peut varier en fonction du type et de l'étendue de votre intervention chirurgicale, de votre état de santé général ainsi que des besoins et objectifs individuels. Voici quelques directives générales, mais vous devez toujours suivre les instructions et recommandations spécifiques de votre médecin.

Processus de récupération.

Le processus de récupération commence juste après votre chirurgie jusqu'à ce que vous soyez complètement guéri et prêt à reprendre vos activités normales. Le processus de récupération peut comprendre les étapes suivantes :

- **Séjour à l'hopital.** Vous resterez à l'hôpital quelques jours ou semaines après votre chirurgie, en fonction de votre état et de vos progrès. Vous serez étroitement surveillé et pris en charge par votre équipe médicale, qui vérifiera vos signes vitaux, la cicatrisation des plaies, votre fonction cardiaque et des analyses de sang. Vous recevrez également des médicaments, tels que des analgésiques, des antibiotiques et des anticoagulants, pour vous aider à récupérer et à prévenir les infections ou les caillots sanguins. Vous serez encouragé à vous lever, à marcher et à faire des exercices de respiration pour prévenir la pneumonie, la faiblesse musculaire et la formation de caillots sanguins. Vous recevrez également une éducation et des conseils sur la façon de prendre soin de vous à la maison, de prendre vos médicaments et d'adopter un mode de vie sain.

- **Soins à domicile.** Vous sortirez de l'hôpital lorsque vous serez stable et prêt à poursuivre votre rétablissement à la maison. Vous aurez besoin de quelqu'un pour vous reconduire chez vous et vous aider dans vos activités quotidiennes pendant quelques semaines. Vous devez également suivre certaines précautions et restrictions, comme éviter de soulever des objets lourds, de conduire ou de vous baigner jusqu'à ce que votre médecin vous le permette. Vous devez prendre soin de votre incision, la garder propre et sèche et surveiller tout signe d'infection, tel qu'une rougeur, un gonflement ou du pus. Vous devrez également prendre vos médicaments comme prescrit et surveiller vos symptômes, tels que des douleurs thoraciques, un essoufflement ou de la fièvre. Vous devrez consulter régulièrement votre médecin pour des rendez-vous de suivi, au cours desquels votre médecin vérifiera votre plaie, votre fonction cardiaque et des analyses de sang.

- **Période de récupération.** La période de récupération est celle où vous pouvez guérir complètement et reprendre vos activités normales. La période de récupération peut varier d'une personne à l'autre ; cependant, cela prend généralement environ 4 à 8 semaines pour une chirurgie à cœur ouvert et 2 à 4 semaines pour une chirurgie mini-invasive. Pendant cette période, vous augmenterez progressivement votre niveau d'activité, selon les directives de votre médecin et de votre équipe de réadaptation cardiaque. Vous devrez également modifier votre mode de vie, comme arrêter de fumer, adopter une alimentation saine pour le cœur, gérer le stress et éviter l'alcool ou la caféine. Vous devrez également être conscient des signes et symptômes de complications, telles qu'un accident vasculaire cérébral, une crise cardiaque ou des problèmes valvulaires, et consulter immédiatement un médecin s'ils surviennent.

Réhabilitation.

La réadaptation est un programme qui vous aide à améliorer votre bien-être physique, mental et émotionnel après une chirurgie valvulaire cardiaque. La réadaptation peut commencer pendant votre séjour à l'hôpital et se poursuivre après votre retour à la maison jusqu'à ce que vous atteigniez un fonctionnement et une qualité de vie optimaux. La réadaptation peut impliquer les éléments suivants :

- **Rééducation cardiaque.** La réadaptation cardiaque est un programme supervisé qui vous aide à améliorer votre santé cardiaque et votre forme physique après une chirurgie valvulaire cardiaque. La réadaptation cardiaque peut inclure un entraînement physique, une éducation, des conseils et un soutien. La réadaptation cardiaque peut vous aider à retrouver force et endurance, à réduire le risque de futurs problèmes cardiaques et à améliorer votre confiance et votre bien-être. La réadaptation cardiaque est généralement offerte dans un hôpital ou une clinique, où vous travaillerez avec une équipe de professionnels de la santé, comme des cardiologues, des infirmières, des physiothérapeutes et des diététistes. La réadaptation cardiaque peut durer plusieurs semaines ou mois, selon vos besoins et vos objectifs.

- **Thérapie physique.** La physiothérapie est un traitement qui vous aide à retrouver votre mobilité et votre fonction après une chirurgie valvulaire cardiaque. La physiothérapie peut inclure des exercices, des étirements, des massages, de la chaleur, du froid ou une stimulation électrique. La physiothérapie peut vous aider à améliorer votre amplitude de mouvement, votre flexibilité, votre équilibre et votre coordination. La physiothérapie peut être dispensée par un physiothérapeute ou un physiothérapeute, soit dans un hôpital, une clinique ou à domicile. Selon votre état et vos progrès, la physiothérapie peut durer quelques semaines ou quelques mois.

- **Ergothérapie.** L'ergothérapie est un traitement qui vous aide à accomplir vos activités et tâches quotidiennes après une chirurgie valvulaire cardiaque. L'ergothérapie peut inclure une formation, de l'équipement ou des modifications. L'ergothérapie peut vous aider à améliorer vos compétences, comme vous habiller, prendre un bain, cuisiner ou travailler. L'ergothérapie peut être dispensée par un ergothérapeute dans un hôpital, une clinique ou à domicile. Selon vos besoins et vos objectifs, l'ergothérapie peut durer quelques semaines ou quelques mois.

- **Thérapie psychologique.** La thérapie psychologique est un traitement qui vous aide à faire face à vos problèmes de santé émotionnelle et mentale après une chirurgie valvulaire cardiaque. La thérapie psychologique peut inclure des conseils, une psychothérapie ou des médicaments. La thérapie psychologique peut vous aider à gérer vos sentiments, tels que l'anxiété, la dépression, la colère ou le chagrin. La thérapie psychologique peut également vous aider à vous adapter à votre nouvelle situation, comme vivre avec une valve artificielle, prendre des médicaments ou modifier votre mode de vie. Un psychologue, un psychiatre ou un conseiller dans un hôpital, une clinique ou un domicile peut proposer une thérapie psychologique. Selon vos besoins et vos objectifs, la thérapie psychologique peut durer quelques semaines ou quelques mois.

Le processus de récupération et de rééducation sont des étapes importantes de votre traitement après une chirurgie valvulaire cardiaque. Ils peuvent vous aider à guérir plus rapidement, à prévenir les complications et à améliorer votre fonction cardiaque et votre qualité de vie. Le processus de récupération et de réadaptation peut varier en fonction du type et de l'étendue de votre intervention chirurgicale, de votre état de santé général ainsi que des besoins et objectifs individuels.

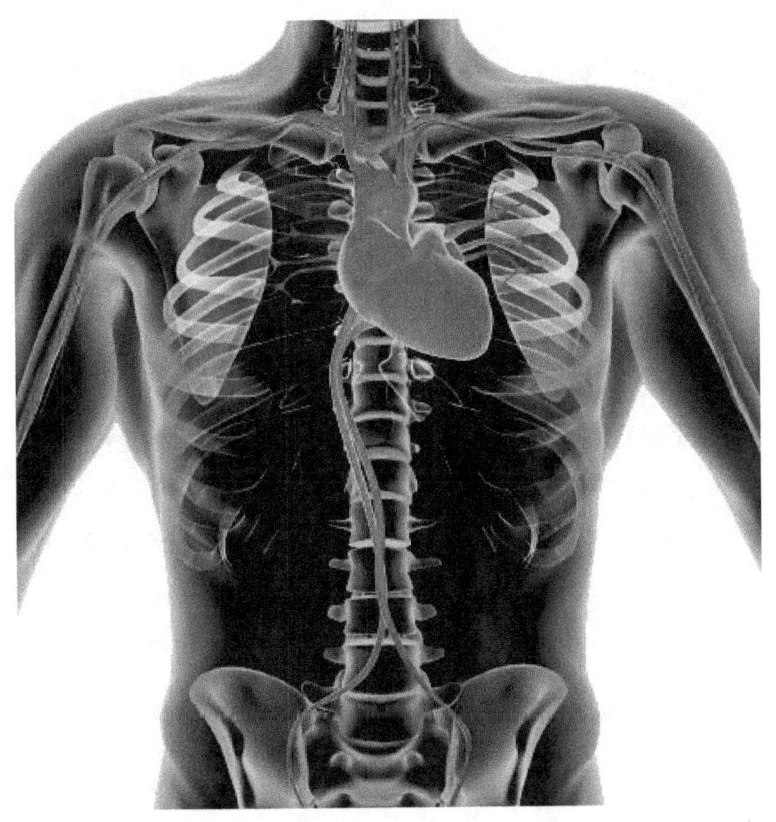

Chapitre 4

La Vie Après une Chirurgie Valvulaire Cardiaque

Soins de Suivi et Surveillance

Les soins de suivi et la surveillance sont essentiels à votre traitement après une chirurgie valvulaire cardiaque. Ils peuvent vous aider à prévenir les complications, à détecter les problèmes et à optimiser votre fonction cardiaque et votre qualité de vie.

Les soins de suivi et la surveillance peuvent varier en fonction du type et de l'étendue de votre intervention chirurgicale, de votre état de santé général ainsi que des besoins et objectifs individuels. Voici quelques directives générales, mais vous devez toujours suivre les instructions et recommandations spécifiques de votre médecin.

Suivi des soins.

Les soins de suivi sont les soins que vous recevez après la chirurgie pour vous aider à vous rétablir et à vous adapter à votre nouvelle situation. Les soins de suivi peuvent impliquer les aspects suivants :

- **Médicaments.** Vous devrez prendre certains médicaments après votre chirurgie, tels que des anticoagulants, des antibiotiques, des antiarythmiques et des médicaments contre l'insuffisance cardiaque. Ces médicaments peuvent vous aider à prévenir les infections, les caillots sanguins, les arythmies et l'insuffisance cardiaque. Vous devez prendre vos médicaments tel que prescrit et surveiller vos symptômes et effets secondaires. Vous aurez également besoin de tests sanguins réguliers, tels que l'INR, pour vérifier l'efficacité et la sécurité de vos médicaments. Vous ne devez pas arrêter ou modifier vos médicaments sans consulter votre médecin.

- **Les soins des plaies.** Vous devez prendre soin de votre incision chirurgicale et la garder propre et sèche. Vous devez changer votre pansement comme indiqué et surveiller tout signe d'infection, tel qu'une rougeur, un gonflement, une douleur ou du pus. Vous devez éviter de toucher, de gratter ou de gratter votre plaie. Vous devez également éviter d'appliquer des crèmes, des lotions ou des onguents sur votre plaie, sauf avis contraire de votre médecin. Vous devez immédiatement signaler tout problème ou préoccupation à votre médecin.

- **Activité et exercice.** Vous devrez reprendre progressivement votre activité physique et vos exercices après votre chirurgie, selon les directives de votre médecin et de votre équipe de réadaptation cardiaque. Vous devez commencer par des activités légères, comme la marche, et augmenter votre intensité et votre durée. Vous devez éviter les activités intenses, telles que soulever, pousser ou tirer des objets lourds jusqu'à ce que votre médecin vous le permette. Vous devez également éviter les activités qui pourraient exercer une pression sur votre poitrine, comme tousser, éternuer ou faire des efforts. Vous devez écouter votre corps et vous arrêter ou vous reposer si vous vous sentez fatigué, étourdi ou essoufflé. Vous devez également boire beaucoup de liquides et porter des vêtements et des chaussures confortables et amples.

- **Régime alimentaire et nutrition.** Vous devez suivre un régime alimentaire sain pour le cœur après votre chirurgie pour vous aider à contrôler votre poids, votre tension artérielle, votre cholestérol et votre glycémie. Une alimentation saine pour le cœur est faible en gras saturés, en gras trans, en sel et en sucre ajouté et riche en fruits, légumes, grains entiers, protéines maigres et graisses saines. Vous devrez également limiter votre consommation d'alcool, de caféine et de tabac, car ils peuvent affecter votre fonction cardiaque et l'efficacité des médicaments. Vous devriez consulter votre médecin ou un diététiste pour obtenir des conseils et des orientations plus spécifiques.

- **Mode de vie et habitudes.** Vous devez modifier votre mode de vie et adopter des habitudes saines après votre chirurgie pour contribuer à améliorer votre santé cardiaque et votre bien-être. Il peut s'agir d'arrêter de fumer, de gérer le stress, de dormir suffisamment et de prendre soin de sa santé mentale et émotionnelle. Vous devriez également rechercher le soutien de votre famille, de vos amis ou d'autres sources, telles que des groupes de soutien, des conseillers ou des communautés en ligne. Vous devez également suivre les conseils de votre médecin concernant la conduite automobile, les voyages, le travail et l'activité sexuelle.

Surveillance.

La surveillance vérifie votre fonction cardiaque et les performances valvulaires après la chirurgie pour détecter tout problème ou complication. La surveillance peut impliquer les méthodes suivantes :

- **Examen physique.** Vous aurez besoin d'examens physiques réguliers par votre médecin, qui vérifiera vos signes vitaux, tels que la tension artérielle, la fréquence cardiaque et la température, et écoutera vos bruits cardiaques et vos poumons. Votre médecin vous posera également des questions sur vos symptômes, vos médicaments et votre mode de vie.

- **Échocardiographie.** Vous devrez passer régulièrement des échocardiogrammes, qui sont des examens échographiques montrant la structure et le fonctionnement de votre cœur et de vos valvules. Les échocardiogrammes peuvent vous aider à mesurer la taille et la forme de vos cavités cardiaques, l'épaisseur et le mouvement de vos parois cardiaques, le débit sanguin et la pression dans votre cœur et vos vaisseaux, ainsi que l'ouverture et la fermeture de vos valvules. Les échocardiogrammes peuvent également vous aider à détecter tout problème ou complication, tel qu'une fuite valvulaire, un rétrécissement, une infection ou une thrombose.

- **Électrocardiographie.** Vous aurez besoin d'électrocardiogrammes réguliers pour mesurer l'activité électrique de votre cœur. Les électrocardiogrammes peuvent vous aider à surveiller votre rythme et votre fréquence cardiaque et à détecter toute arythmie, telle qu'une fibrillation auriculaire, une tachycardie ventriculaire ou un bloc cardiaque. Les électrocardiogrammes peuvent également vous aider à évaluer l'effet de vos médicaments sur votre cœur.

- **Radiographie pulmonaire.** Vous devrez peut-être passer des radiographies pulmonaires occasionnelles, qui sont des tests montrant des images de votre poitrine, de vos poumons et de votre cœur. Les radiographies pulmonaires peuvent vous aider à vérifier toute accumulation de liquide, infection ou inflammation dans vos poumons, ainsi que tout changement dans la taille ou la forme de votre cœur.

- **Des analyses de sang.** Vous aurez peut-être besoin de tests sanguins périodiques, qui mesurent les niveaux de différentes substances dans votre sang. Les analyses de sang peuvent vous aider à surveiller votre fonction rénale et hépatique, votre formule sanguine, vos électrolytes, vos marqueurs d'inflammation et vos indicateurs d'infection. Les analyses de sang peuvent également vous aider à ajuster la posologie de vos médicaments, tels que les anticoagulants ou les médicaments contre l'insuffisance cardiaque.

Les soins de suivi et la surveillance sont essentiels à votre traitement après une chirurgie valvulaire cardiaque. Ils peuvent vous aider à prévenir les complications, à détecter les problèmes et à optimiser votre fonction cardiaque et votre qualité de vie.

Gérer la Douleur et L'inconfort

La gestion de la douleur et de l'inconfort fait partie intégrante de votre rétablissement après une chirurgie valvulaire cardiaque. La douleur et l'inconfort peuvent affecter votre bien-être physique, mental et émotionnel et interférer avec la guérison et la réadaptation. Par conséquent, vous ne devez pas ignorer ou supporter votre douleur et votre inconfort, mais demander de l'aide et du soulagement à votre médecin et à votre équipe soignante.

Les informations suivantes vous aideront à comprendre les causes et les types de douleur et d'inconfort que vous pourriez ressentir après une chirurgie valvulaire cardiaque, à décrire comment vous pouvez aider vos médecins et infirmières à évaluer et à traiter votre douleur et votre inconfort, et à vous permettre de jouer un rôle actif dans la prise en charge. choix concernant la gestion de la douleur et de l'inconfort.

Causes et types de douleur et d'inconfort.

Après une chirurgie valvulaire cardiaque, vous pouvez ressentir différentes douleurs et inconforts en fonction de l'emplacement, de l'intensité, de la durée et de la fréquence de la sensation. Certaines des causes et types courants de douleur et d'inconfort sont :

- **Douleur liée à l'incision:** Vous pouvez ressentir une douleur, une pression ou une brûlure au site de votre incision chirurgicale, en particulier lorsque vous bougez, toussez ou respirez profondément. Ceci est normal car votre plaie guérit et vos nerfs se régénèrent. La douleur causée par l'incision s'améliore généralement à mesure que la plaie guérit et que l'inflammation diminue.

- **Douleur musculaire:** Vous pouvez ressentir une douleur, une raideur ou une douleur dans la poitrine, le dos, le cou ou les épaules. Cela est dû au traumatisme et à la manipulation de vos muscles et de vos os pendant l'opération, ainsi qu'à l'immobilité et à l'inactivité prolongées après l'opération. Les douleurs musculaires s'améliorent généralement avec des mouvements doux, des étirements et des massages.

- **Douleur névralgique:** Vous pouvez ressentir de la douleur, un engourdissement, des picotements ou des sensations de tir dans la poitrine, les bras ou les jambes. Cela est dû aux dommages ou à l'irritation de vos nerfs lors d'une intervention chirurgicale ou à la compression de vos nerfs par un gonflement ou une inflammation. La douleur nerveuse s'améliore généralement à mesure que les nerfs guérissent et que l'enflure diminue.

- **Douleur du tube thoracique:** Vous pouvez ressentir une douleur ou un inconfort à cause des drains thoraciques insérés dans votre poitrine pour drainer le liquide, le sang et l'air pendant et après la chirurgie. La douleur du drain thoracique s'améliore généralement à mesure que les tubes sont retirés et que les trous guérissent.

- **Mal de gorge:** Vous pourriez ressentir un mal de gorge à cause du tube respiratoire inséré dans votre bouche ou votre nez pendant l'intervention chirurgicale. Les maux de gorge s'améliorent généralement avec des pastilles, des morceaux de glace ou des gargarismes.

- **Mal de tête:** Vous pouvez ressentir une douleur ou une pression dans la tête à cause de l'anesthésie, des médicaments, de la déshydratation ou du manque de sommeil.

Les maux de tête s'améliorent généralement avec le repos, l'hydratation et les analgésiques.

Évaluation et traitement de la douleur et de l'inconfort.

Les médecins et les infirmières évalueront et traiteront votre douleur et votre inconfort à l'aide de diverses méthodes et outils après une chirurgie valvulaire cardiaque. Certaines des méthodes et outils courants sont :

- **Échelle de douleur:** Il vous sera demandé d'évaluer votre douleur sur une échelle de 0 à 10, 0 signifiant aucune douleur et 10 étant la pire douleur imaginable. Cela aidera vos médecins et infirmières à mesurer l'intensité de votre douleur et l'efficacité de votre traitement. Vous devez être honnête et cohérent lorsque vous évaluez votre douleur et signalez tout changement ou préoccupation.

- **Analgésique:** Vous recevrez des analgésiques pour vous aider à soulager votre douleur et votre inconfort. Les analgésiques ont différents types et voies d'administration, tels que des pilules, des injections, des patchs ou des pompes. Vos médecins et infirmières choisiront le meilleur type et le meilleur itinéraire en fonction de votre état, de vos préférences et de votre réponse. Vous devez prendre vos analgésiques comme prescrit et surveiller vos symptômes et vos effets secondaires. Vous ne devez pas arrêter ou modifier votre médicament contre la douleur sans consulter votre médecin.

- **Méthodes non pharmacologiques:** Vous pouvez également utiliser des méthodes non pharmacologiques pour vous aider à faire face à la douleur et à l'inconfort, comme la glace, la chaleur, le massage, la relaxation, la distraction ou la musique. Ces méthodes peuvent compléter vos analgésiques et améliorer votre confort et votre bien-être. Vous devez consulter votre médecin ou votre infirmière avant d'utiliser des méthodes non pharmacologiques et suivre leurs instructions et recommandations.

Choix et préférences en matière de gestion de la douleur et de l'inconfort.

Vous avez le droit et la responsabilité de participer à la gestion de votre douleur et de votre inconfort après une chirurgie valvulaire cardiaque. Vous pouvez choisir et exprimer vos préférences en fonction des meilleures informations disponibles ainsi que de vos valeurs et objectifs. Certains des choix et préférences que vous pouvez faire sont:

- **Fixer un objectif de douleur:** Vous pouvez vous fixer un objectif réaliste et acceptable en matière de douleur, comme un score de douleur de 3 ou moins ou être capable d'effectuer certaines activités sans douleur. Cela vous aidera, vous et vos médecins et infirmières, à évaluer vos progrès et à ajuster votre traitement. Vous devez communiquer votre objectif de douleur à vos médecins et infirmières et le mettre à jour si nécessaire.

- **Choisir un analgésique:** Vous pouvez en sélectionner un qui correspond à vos besoins et préférences, tels que le type, l'itinéraire, la dose et la fréquence. Vous devriez discuter des avantages et des inconvénients de chaque option avec votre médecin ou infirmière et considérer l'efficacité, la sécurité, la commodité et le coût de chaque option. Vous devez également informer votre médecin ou votre infirmière de toute allergie, intolérance ou interaction avec un médicament.

- **Utiliser des méthodes non pharmacologiques:** Vous pouvez utiliser des méthodes non pharmacologiques qui fonctionnent pour vous et qui vous mettent à l'aise, comme la glace, la chaleur, le massage, la relaxation, la distraction ou la musique. Vous devriez explorer différentes méthodes et découvrir ce qui vous aide le plus. Vous devriez également demander conseil et soutien à votre médecin ou à votre infirmière pour utiliser ces méthodes de manière sûre et efficace.

- **Recherche d'aide et de soutien:** Vous pouvez demander de l'aide et du soutien à vos médecins, infirmières et autres professionnels de la santé, ainsi qu'à votre famille, vos amis ou à d'autres sources, telles que des groupes de soutien, des conseillers ou des communautés en ligne. Vous ne devez pas hésiter ou avoir peur de demander de l'aide ou du soutien ; ils peuvent faire une différence dans votre rétablissement et votre bien-être. Vous devez également donner votre avis et votre appréciation à ceux qui vous aident et vous soutiennent.

La gestion de la douleur et de l'inconfort fait partie intégrante de votre rétablissement après une chirurgie valvulaire cardiaque. La douleur et l'inconfort peuvent affecter votre bien-être physique, mental et émotionnel et interférer avec la guérison et la réadaptation. Par conséquent, vous ne devez pas ignorer ou supporter votre douleur et votre inconfort, mais demander de l'aide et du soulagement à votre médecin et à votre équipe soignante. Vous devez également jouer un rôle actif dans la gestion de votre douleur et de votre inconfort, faire des choix et exprimer des préférences qui correspondent à vos besoins et à vos objectifs.

Retournant vers Activités Normales

Le retour à vos activités normales est l'un des principaux objectifs de votre rétablissement après une chirurgie valvulaire cardiaque. Les activités normales sont les choses que vous faites dans votre vie quotidienne, comme le travail, les loisirs, les passe-temps et les interactions sociales. Le retour à des activités normales peut vous aider à améliorer votre bien-être physique, mental et émotionnel et à améliorer votre qualité de vie.

Cependant, le retour aux activités normales peut présenter des défis et des risques, comme la fatigue, le stress ou des complications. Par conséquent, vous ne devez pas vous précipiter ou vous forcer à reprendre vos activités normales, mais suivre un processus graduel et sécuritaire guidé par votre médecin et votre équipe soignante.

Les informations suivantes vous aideront à comprendre les avantages et les obstacles du retour aux activités normales après une chirurgie valvulaire cardiaque, à décrire comment vous pouvez planifier et vous préparer au retour aux activités normales et à vous permettre de faire des choix et d'exprimer des préférences qui correspondent à vos besoins et à vos objectifs.

Avantages et obstacles au retour aux activités normales.

Le retour aux activités normales après une chirurgie valvulaire cardiaque peut présenter de nombreux avantages, tels que :

- Améliorer votre santé physique et votre forme physique en renforçant votre cœur, vos muscles et vos os et en prévenant la prise de poids, le diabète et d'autres maladies chroniques.
- Améliorer votre santé mentale et émotionnelle en réduisant votre anxiété, votre dépression et votre ennui et en augmentant votre confiance, votre estime de soi et votre bonheur.
- Améliorer vos relations sociales et familiales en renouant avec vos proches, amis et collègues et en participant à des activités significatives et agréables.

- Améliorer votre développement personnel et professionnel en reprenant vos études, votre carrière ou vos passe-temps et en poursuivant vos intérêts et vos objectifs.

Cependant, le retour aux activités normales après une chirurgie valvulaire cardiaque peut également rencontrer certains obstacles, tels que :

- Ressentir de la fatigue, de la douleur ou de l'inconfort peut limiter votre énergie et votre capacité à effectuer certaines activités.
- Faire face au stress, à la pression ou aux attentes peut vous submerger ou vous décourager de reprendre certaines activités.
- Rencontrer des complications comme une infection, un saignement, une arythmie ou un problème valvulaire peut vous obliger à arrêter ou à modifier certaines activités.
- Le manque de soutien, d'orientation ou de ressources peut gêner ou retarder votre retour à certaines activités.

Planifier et préparer le retour aux activités normales

Pour surmonter les obstacles et profiter des avantages du retour à vos activités normales après une chirurgie valvulaire cardiaque, vous devez planifier et préparer le processus avec l'aide de votre médecin et de votre médecin.soins de santé équipe. Vous pouvez suivre les étapes suivantes pour planifier et préparer le retour aux activités normales :

- **Évaluez votre situation actuelle.** Vous pouvez évaluer votre état physique, mental et émotionnel actuel et identifier vos forces et faiblesses, vos besoins et défis, ainsi que vos priorités et préférences. Vous pouvez également revoir vos activités préopératoires et déterminer celles qui sont importantes et significatives pour vous et celles qui ne le sont pas.

- **Fixez-vous des objectifs réalistes et réalisables.** Vous pouvez fixer des objectifs à court et à long terme pour reprendre vos activités normales en fonction de votre situation, de vos valeurs et de vos aspirations actuelles. Vous pouvez définir vos objectifs spécifiques, mesurables, réalisables, pertinents et limités dans le temps et les écrire ou les partager avec quelqu'un. Vous pouvez également suivre vos progrès et célébrer vos réalisations.

- **Suivez un processus progressif et sécuritaire.** Vous pouvez suivre un processus graduel et sécuritaire pour reprendre vos activités normales, tel que guidé par votre médecin et votre équipe soignante. Vous pouvez commencer par des activités de faible intensité et à faible fréquence, comme marcher, lire ou regarder la télévision, et augmenter progressivement votre intensité et votre fréquence à mesure que votre condition et votre tolérance s'améliorent. Vous pouvez également suivre les précautions et restrictions générales, comme éviter de soulever des objets lourds, de conduire ou de prendre un bain jusqu'à ce que votre médecin vous le permette. Vous pouvez également écouter votre corps et vous arrêter ou vous reposer si vous vous sentez fatigué, étourdi ou essoufflé.

- **Cherchez de l'aide et du soutien.** Vous pouvez demander de l'aide et du soutien à votre médecin et à votre équipe soignante, ainsi qu'à votre famille, vos amis ou d'autres sources, telles que des groupes de soutien, des conseillers ou des communautés en ligne. Vous pouvez demander de l'aide ou des conseils pour reprendre vos activités normales et faire face à d'éventuelles difficultés ou défis. Vous pouvez également donner votre avis et votre appréciation à ceux qui vous aident et vous soutiennent.

Choix et préférences pour le retour aux activités normales

Vous avez le droit et la responsabilité de participer à votre retour à vos activités normales après une chirurgie valvulaire cardiaque. Vous pouvez choisir et exprimer vos préférences en fonction des meilleures informations disponibles et de vos valeurs et objectifs. Certains des choix et préférences que vous pouvez faire sont comme suit:

- **Choisir les activités auxquelles vous souhaitez reprendre.** Vous pouvez choisir les activités auxquelles vous souhaitez revenir en fonction de vos intérêts, passions et objectifs. Vous pouvez également choisir des activités bénéfiques et agréables et éviter celles nuisibles ou stressantes. Vous pouvez également essayer de nouvelles activités ou modifier celles existantes en fonction de vos besoins et de vos capacités.

- **Choisir le rythme et le moment de votre retour aux activités normales.** Vous pouvez choisir le rythme et le moment de votre retour aux activités normales en fonction de votre état, de vos progrès et de votre confort. Vous pouvez également choisir un rythme et un timing réalistes et flexibles et les ajuster selon vos besoins. Vous pouvez également respecter vos limites et ne pas vous comparer aux autres ou à vous-même avant l'opération.

- **Choisir les personnes avec qui vous souhaitez reprendre vos activités normales.** Vous pouvez choisir les personnes avec lesquelles vous souhaitez reprendre vos activités normales en fonction de vos relations, de vos attentes et de votre compatibilité. Vous pouvez également choisir des personnes solidaires et encourageantes et éviter celles qui sont négatives ou exigeantes. Vous pouvez également communiquer vos besoins et préférences aux personnes avec lesquelles vous reprenez vos activités normales et respecter également leurs besoins et préférences.

Le retour à vos activités normales est l'un des principaux objectifs de votre rétablissement après une chirurgie valvulaire cardiaque. Les activités normales sont les choses que vous faites dans votre vie quotidienne, comme le travail, les loisirs, les passe-temps et les interactions sociales. Le retour à des activités normales peut vous aider à améliorer votre bien-être physique, mental et émotionnel et à améliorer votre qualité de vie.

Régime Alimentaire et Directives de Style de Vie

Les directives en matière de régime alimentaire et de mode de vie sont importantes pour votre traitement et votre prévention après une chirurgie valvulaire cardiaque. Les directives en matière d'alimentation et de mode de vie peuvent vous aider à améliorer votre fonction et votre santé cardiaque, à réduire votre risque de complications et de récidive et à améliorer votre qualité de vie. Les directives en matière de régime alimentaire et de mode de vie peuvent varier en fonction du type et de l'étendue de votre intervention chirurgicale, de votre état de santé général ainsi que des besoins et objectifs individuels. Voici quelques directives générales, mais vous devez toujours suivre les instructions et recommandations spécifiques de votre médecin.

Directives diététiques.

Les directives diététiques recommandent ce que vous devez manger et boire et en quelle quantité après une chirurgie valvulaire cardiaque. Les directives alimentaires peuvent vous aider à contrôler votre poids, votre tension artérielle, votre cholestérol et votre glycémie et à prévenir les infections, les caillots sanguins et l'inflammation. Les directives diététiques peuvent impliquer les aspects suivants :

- **Calories.** Les calories sont les unités d'énergie que vous obtenez des aliments et des boissons. Vous avez besoin de calories pour alimenter votre corps et favoriser votre récupération, mais ni trop ni trop peu. Vous devez manger suffisamment de calories pour maintenir un poids santé, car un surpoids ou une insuffisance pondérale peut mettre votre cœur à rude épreuve et augmenter votre risque de complications. Vous devez consulter votre médecin ou un diététicien pour connaître vos besoins caloriques et surveiller régulièrement votre poids.

- **Protéine.** Les protéines sont le nutriment qui aide à construire et à réparer vos muscles, tissus et organes, y compris votre cœur et vos valvules. Vous avez besoin de protéines pour guérir votre plaie, prévenir les infections et soutenir votre système immunitaire. Vous devez manger suffisamment de protéines pour répondre à vos besoins, mais ni trop ni pas assez. Vous devez choisir des sources de protéines maigres et de haute qualité, comme le poisson, la volaille, les œufs, les produits laitiers, le soja, les noix et les légumineuses. Vous devez éviter les viandes transformées et grasses, comme le bacon, les saucisses ou le jambon, car elles sont riches en graisses saturées, en sel et en additifs.

- **Les glucides.** Les glucides sont les nutriments qui fournissent de l'énergie à votre corps et à votre cerveau. Vous avez besoin de glucides pour alimenter votre activité et votre récupération, mais ni trop ni pas assez. Vous devez choisir des glucides complexes et riches en fibres, comme les grains entiers, les fruits, les légumes et les légumineuses. Vous devez éviter les glucides simples et raffinés, comme le pain blanc, le riz blanc, les pâtisseries, les bonbons et les sodas, car ils sont faibles en nutriments et en fibres et riches en sucre et en calories.

- **Graisse.** La graisse est le nutriment qui aide à absorber les vitamines, les hormones et les membranes cellulaires. Vous avez besoin de graisse pour soutenir votre santé et votre récupération, mais ni trop ni pas assez. Vous devez choisir des graisses saines et insaturées, comme l'huile d'olive, l'avocat, les noix, les graines et le poisson. Vous devez éviter les graisses malsaines et saturées, comme le beurre, le saindoux, la crème, le fromage et les viandes grasses, car elles sont riches en cholestérol et en calories et peuvent obstruer vos artères et endommager votre cœur. Vous devez également limiter votre consommation de gras trans, qui sont des gras artificiels présents dans certains aliments transformés et frits, comme la margarine, les gâteaux, les biscuits et les chips, car ils nuisent à votre cœur et à votre santé.

- **Vitamines et mineraux.** Les vitamines et les minéraux sont des nutriments qui aident à réguler les fonctions et les processus de votre corps, tels que la coagulation sanguine, la cicatrisation des plaies et la réponse immunitaire. Vous avez besoin de vitamines et de minéraux pour soutenir votre santé et votre récupération, mais ni trop ni pas assez. Vous devriez obtenir la plupart de vos vitamines et minéraux provenant des aliments et des boissons, en particulier des fruits, des légumes et des grains entiers, qui sont riches en antioxydants, en composés phytochimiques et en fibres. Vous devez éviter de prendre des suppléments sauf sur prescription de votre médecin, car certains suppléments peuvent interférer avec vos médicaments ou provoquer des effets secondaires. Vous devez également faire attention à votre apport en vitamine K, présente dans les légumes à feuilles vertes comme les épinards, le chou frisé ou le brocoli, car elle peut affecter l'efficacité de vos anticoagulants. Vous devez consulter votre médecin ou un diététicien pour connaître vos besoins en vitamines et minéraux et surveiller régulièrement vos analyses de sang.

- **Fluides.** Les fluides sont les liquides qui aident à hydrater votre corps et à éliminer les toxines et les déchets. Vous avez besoin de liquides pour soutenir votre santé et votre récupération, mais ni trop ni pas assez. Vous devez boire suffisamment de liquides pour garder votre urine claire ou jaune pâle et prévenir la déshydratation, la constipation ou les calculs rénaux. Vous devez choisir l'eau comme principale source de liquides et limiter votre consommation d'autres boissons, comme les jus, le lait, le café, le thé ou l'alcool, car elles peuvent contenir du sucre, des calories, de la caféine ou de l'éthanol, affectant votre fonction cardiaque et vos médicaments. efficacité. Vous devez également limiter votre consommation de sel, présent dans le sel de table, la sauce soja, les aliments en conserve et les aliments transformés, car il peut provoquer une rétention d'eau, une hypertension artérielle et une insuffisance cardiaque. Vous devriez consulter votre médecin ou un diététiste pour connaître vos besoins en liquides et en sel et surveiller vos symptômes et signes de surcharge hydrique, tels qu'un gonflement, un essoufflement ou une prise de poids.

Directives de style de vie.

Les directives relatives au mode de vie recommandent la manière dont vous devez vivre et vous comporter après une chirurgie valvulaire cardiaque. Les lignes directrices en matière de mode de vie peuvent vous aider à améliorer votre bien-être physique, mental et émotionnel et à prévenir les complications et les récidives. Les lignes directrices en matière de style de vie peuvent impliquer les aspects suivants :

- **Activité et exercice.** L'activité et l'exercice sont des mouvements qui aident à renforcer votre cœur, vos muscles et vos os et à améliorer votre circulation sanguine, votre apport en oxygène et votre métabolisme. Vous avez besoin d'activité et d'exercice pour favoriser votre rétablissement et votre santé, mais ni trop ni pas assez. Vous devez suivre un processus graduel et sûr pour reprendre votre activité et votre exercice, tel que guidé par votre médecin et votre équipe de réadaptation cardiaque. Vous devriez commencer par des activités de faible intensité et à faible fréquence, comme la marche, et augmenter progressivement votre intensité et votre fréquence à mesure que votre état et votre tolérance s'améliorent. Vous devez éviter les activités intenses et à fort impact, comme courir, sauter ou soulever des objets lourds, jusqu'à ce que votre médecin vous l'autorise. Vous devez également suivre certaines précautions et restrictions générales, par exemple en évitant les activités susceptibles de faire pression sur votre poitrine, comme la toux, les éternuements ou les efforts. Vous devez écouter votre corps et vous arrêter ou vous reposer si vous vous sentez fatigué, étourdi ou essoufflé. Vous devez également boire beaucoup de liquides et porter des vêtements et des chaussures confortables et amples.

- **Fumer et alcool.** Le tabagisme et l'alcool sont des habitudes qui nuisent à votre cœur, vos poumons et vos vaisseaux sanguins et augmentent votre risque de complications et de récidive. Vous devez arrêter de fumer et limiter votre consommation d'alcool après une chirurgie valvulaire cardiaque, car cela peut affecter votre fonction cardiaque et l'efficacité des médicaments. Vous devriez demander de l'aide et du soutien à votre médecin et à votre équipe soignante, ainsi qu'à votre famille, vos amis ou d'autres sources, telles que des groupes de soutien, des conseillers ou des communautés en ligne, pour vous aider à arrêter de fumer et à limiter votre consommation d'alcool. Vous devez également éviter toute exposition à la fumée secondaire, qui peut également nuire à votre cœur et à votre santé.

- **Stress et émotions.** Le stress et les émotions sont les sentiments et les réactions qui affectent votre humeur, votre comportement et votre bien-être. Vous pouvez ressentir du stress et des émotions après une chirurgie valvulaire cardiaque, comme de l'anxiété, de la dépression, de la colère ou du chagrin, alors que vous faites face à votre état, à votre chirurgie et à votre rétablissement. Après une chirurgie valvulaire cardiaque, vous devez gérer votre stress et vos émotions, car ils peuvent affecter votre fonction cardiaque et votre santé. Vous devriez demander l'aide et le soutien de votre médecin et de votre équipe soignante, ainsi que de votre famille, de vos amis ou d'autres sources, telles que des groupes de soutien, des conseillers ou des communautés en ligne, pour vous aider à faire face à votre stress et à vos émotions. Vous devez également pratiquer des techniques de relaxation, telles que la respiration, la méditation ou le yoga, pour vous aider à calmer votre esprit et votre corps. Vous devriez également vous engager dans des activités agréables, comme des passe-temps, de la musique ou de la lecture, pour vous aider à vous distraire et à vous remonter le moral.

- **Éducation et sensibilisation.** L'éducation et la sensibilisation sont les connaissances et la compréhension qui vous aident à prendre des décisions éclairées et à agir pour votre santé et votre rétablissement. Vous devez vous éduquer et prendre conscience de vous-même après une chirurgie valvulaire cardiaque, car cela peut vous aider à améliorer vos résultats et votre qualité de vie. Vous devriez demander des informations et des conseils à votre médecin, à votre équipe soignante et à d'autres sources fiables, telles que des livres, des sites Web ou des organisations, pour vous aider à en savoir plus sur votre état de santé, votre opération chirurgicale et votre rétablissement. Vous devez également être conscient des signes et symptômes de complications, telles qu'une infection, un saignement, une arythmie ou un problème valvulaire, et consulter immédiatement un médecin s'ils surviennent. Vous devez également être conscient des facteurs qui peuvent affecter votre fonction cardiaque et votre santé, tels que l'alimentation, le mode de vie, les médicaments et les soins de suivi, et suivre les instructions et recommandations de votre médecin.

Les directives en matière de régime alimentaire et de mode de vie sont importantes pour votre traitement et votre prévention après une chirurgie valvulaire cardiaque. Les directives en matière d'alimentation et de mode de vie peuvent vous aider à améliorer votre fonction et votre santé cardiaque, à réduire votre risque de complications et de récidive et à améliorer votre qualité de vie. Les directives en matière de régime alimentaire et de mode de vie peuvent varier en fonction du type et de l'étendue de votre intervention chirurgicale, de votre état de santé général ainsi que des besoins et objectifs individuels.

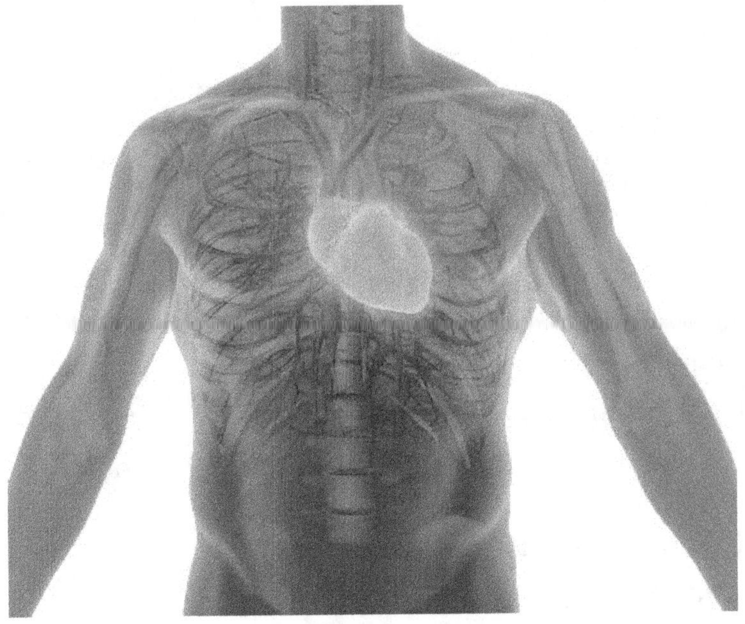

Chapitre 5

Améliorer votre Santé Cardiovasculaire

Gestion des Facteurs de Risque de Maladie Cardiaque

La gestion des facteurs de risque de maladie cardiaque est l'un des moyens les plus efficaces d'améliorer la santé cardiovasculaire et de prévenir les complications et les récidives après une chirurgie valvulaire cardiaque. Les facteurs de risque de maladie cardiaque sont les conditions ou les comportements qui augmentent le risque de développer ou d'aggraver une maladie cardiaque.

Certains facteurs de risque de maladie cardiaque sont modifiables, ce qui signifie que vous pouvez les modifier ou les contrôler, comme le tabagisme, l'hypertension artérielle ou l'hypercholestérolémie. Certains facteurs de risque de maladie cardiaque ne sont pas modifiables, ce qui signifie que vous ne pouvez pas les modifier ou les contrôler, comme l'âge, le sexe ou les antécédents familiaux.

Les informations suivantes vous aideront à comprendre les facteurs de risque courants de maladie cardiaque, à décrire comment vous pouvez mesurer et surveiller vos facteurs de risque de maladie cardiaque, et vous donneront les moyens d'agir et de faire des choix pour réduire vos facteurs de risque de maladie cardiaque.

Facteurs de risque courants de maladie cardiaque

Selon l'American Heart Association, les facteurs de risque courants de maladie cardiaque sont :

- **Hypertension artérielle.** L'hypertension artérielle, également appelée hypertension, est une condition qui survient lorsque la force du sang contre les parois de vos artères est trop élevée. L'hypertension artérielle peut endommager vos artères, votre cœur et d'autres organes et augmenter votre risque de crise cardiaque, d'accident vasculaire cérébral, d'insuffisance cardiaque et de maladie rénale. L'hypertension artérielle ne présente souvent aucun signe ou symptôme, il est donc essentiel de vérifier régulièrement votre tension artérielle.

- **Taux de cholestérol sanguin élevé.** L'hypercholestérolémie, également appelée hypercholestérolémie, est une condition qui survient lorsque vous avez trop de cholestérol dans le sang. Le cholestérol est une substance cireuse et grasse nécessaire à la fabrication des hormones, de la vitamine D et des acides biliaires. Cependant, trop de cholestérol peut s'accumuler dans vos artères et former des plaques, ce qui peut rétrécir ou bloquer le flux sanguin vers votre cœur et d'autres organes et augmenter votre risque de crise cardiaque, d'accident vasculaire cérébral et de maladie artérielle périphérique. Un taux de cholestérol sanguin élevé ne présente généralement aucun signe ou symptôme, il est donc important de vérifier régulièrement votre taux de cholestérol sanguin.

- **Fumeur.** Fumer ou consommer des produits du tabac est une habitude qui nuit à votre cœur, vos poumons et vos vaisseaux sanguins et augmente votre risque de maladie cardiaque et de nombreuses autres maladies. Fumer endommage la paroi de vos artères, réduit la quantité d'oxygène dans votre sang, augmente votre tension artérielle et votre fréquence cardiaque, rend votre sang plus susceptible à la coagulation et abaisse votre taux de cholestérol HDL (bon). Fumer vous expose également, ainsi que les autres, à des produits chimiques nocifs, tels que la nicotine, le monoxyde de carbone et le goudron. Le tabagisme peut également affecter l'efficacité de vos médicaments et la cicatrisation de votre plaie après une chirurgie valvulaire cardiaque.

- **Diabète.** Le diabète, également appelé diabète sucré, est une maladie qui survient lorsque votre taux de sucre dans le sang (glucose) est trop élevé. Le glucose est la principale source d'énergie de vos cellules et provient des aliments que vous consommez. L'insuline est une hormone qui aide le glucose à pénétrer dans vos cellules. Si vous souffrez de diabète, soit votre corps ne produit pas suffisamment d'insuline, soit il ne peut pas utiliser l'insuline qu'il produit, ou les deux. En conséquence, le glucose reste dans votre sang et peut entraîner de graves problèmes de santé. Le diabète peut endommager votre cœur, vos vaisseaux sanguins, vos nerfs, vos yeux et vos reins et augmenter votre risque de maladie cardiaque, d'accident vasculaire cérébral et de maladie rénale. Le diabète peut également affecter la cicatrisation de votre plaie après une chirurgie valvulaire cardiaque.

- **Obésité.** L'obésité, également appelée surpoids, est une condition qui survient lorsque l'on a trop de graisse corporelle. L'obésité peut affecter votre santé de plusieurs manières et augmenter votre risque de maladie cardiaque et de nombreuses autres maladies. L'obésité peut augmenter votre tension artérielle, votre taux de cholestérol et de sucre dans le sang et provoquer une inflammation et un stress oxydatif. L'obésité peut également rendre plus difficile la respiration, les mouvements et l'exercice et affecter votre estime de soi et votre santé mentale. L'obésité peut également affecter le succès et le rétablissement de votre chirurgie valvulaire cardiaque.

- **Inactivité physique.** L'inactivité physique, également appelée mode de vie sédentaire, est une habitude qui implique peu ou pas d'activité physique ou d'exercice. L'inactivité physique peut affecter votre santé de plusieurs façons et augmenter votre risque de maladie cardiaque et de nombreuses autres maladies. L'inactivité physique peut affaiblir votre cœur, vos muscles et vos os, réduisant ainsi votre métabolisme et votre système immunitaire. L'inactivité physique peut également augmenter votre tension artérielle, votre taux de cholestérol et de sucre dans le sang, entraîner une prise de poids et provoquer un stress mental. L'inactivité physique peut également affecter la cicatrisation de la plaie et le fonctionnement de la valve après une chirurgie valvulaire cardiaque.

- **Stresser.** Le stress, également appelé stress psychologique, est un sentiment ou une réaction qui survient lorsque vous faites face à un défi ou à une menace. Le stress peut affecter votre santé de plusieurs manières et augmenter votre risque de maladie cardiaque et de nombreuses autres maladies. Le stress peut déclencher une réaction de combat ou de fuite de votre corps, augmentant votre tension artérielle, votre fréquence cardiaque et votre taux de sucre dans le sang et libérant des hormones, telles que l'adrénaline et le cortisol, qui peuvent endommager votre cœur et vos vaisseaux sanguins. Le stress peut également affecter votre humeur, votre comportement et votre bien-être et provoquer de l'anxiété, de la dépression, de la colère ou de la tristesse. Le stress peut également affecter vos choix de vie, comme fumer, boire, manger ou dormir. Le stress peut également affecter la cicatrisation et le fonctionnement de la plaie après une chirurgie valvulaire cardiaque.

Mesurez et surveillez vos facteurs de risque de maladie cardiaque.

Pour gérer vos facteurs de risque de maladie cardiaque, vous devez les mesurer et les surveiller régulièrement, avec l'aide de votre médecin et de votre équipe soignante. Vous pouvez utiliser diverses méthodes et outils pour mesurer et surveiller vos facteurs de risque de maladie cardiaque, tels que :

- **Tensiomètre.** Un tensiomètre est un appareil qui mesure la force du sang contre les parois de vos artères. Vous pouvez utiliser un tensiomètre à la maison, dans une pharmacie ou dans une clinique pour vérifier régulièrement votre tension artérielle. Vous devez suivre correctement les instructions du tensiomètre et enregistrer vos lectures. Vous devez également partager vos résultats avec votre médecin et suivre ses conseils pour abaisser votre tension artérielle si elle est trop élevée.

- **Test sanguin.** Un test sanguin est un test qui mesure les niveaux de différentes substances dans votre sang, comme le cholestérol, le glucose ou des marqueurs d'inflammation. Vous pouvez passer une analyse de sang dans un laboratoire, une clinique ou un hôpital, selon les directives de votre médecin. Vous devez suivre les instructions pour vous préparer à la prise de sang, comme jeûner ou éviter certains médicaments. Vous devez également revoir vos résultats avec votre médecin et suivre ses conseils pour améliorer vos taux sanguins s'ils sont anormaux.

- **Programme d'abandon du tabac.** Un programme d'abandon du tabac est un programme qui vous aide à arrêter de fumer et à ne pas fumer. Vous pouvez rejoindre un programme d'abandon du tabac dans une clinique, un hôpital ou en ligne, comme le recommande votre médecin. Vous devez suivre les instructions sur la façon d'utiliser efficacement le programme d'abandon du tabac, comme fixer une date d'arrêt, utiliser des produits de remplacement de la nicotine ou prendre des médicaments. Vous devriez également demander l'aide de votre médecin, de votre équipe soignante, de votre famille, de vos amis ou d'autres sources, telles que des groupes de soutien, des conseillers ou des communautés en ligne, pour vous aider à arrêter de fumer et à faire face aux symptômes de sevrage.

- **Programme de gestion du diabète.** Un programme de gestion du diabète est un programme qui vous aide à contrôler votre glycémie et à prévenir ou retarder les complications du diabète. Vous pouvez rejoindre un programme de gestion du diabète dans une clinique, un hôpital ou en ligne, comme le recommande votre médecin. Vous devez suivre les instructions sur la façon d'utiliser efficacement le programme de gestion du diabète, comme vérifier votre taux de sucre dans le sang, prendre vos médicaments, suivre votre plan alimentaire et faire de l'exercice régulièrement. Vous devriez également demander l'aide de votre médecin, de votre équipe soignante, de votre famille, de vos amis ou d'autres sources, telles que des groupes de soutien, des conseillers ou des communautés en ligne, pour vous aider à contrôler votre glycémie et à faire face au diabète.

- **Programme de gestion du poids.** Un programme de gestion du poids est un programme qui vous aide à atteindre et à maintenir un poids santé. Vous pouvez rejoindre un programme de gestion du poids dans une clinique, un hôpital ou en ligne, comme le recommande votre médecin. Vous devez suivre les instructions sur la façon d'utiliser efficacement le programme de gestion du poids, comme fixer un objectif de poids, suivre vos calories, avoir une alimentation équilibrée et être physiquement actif. Vous devriez également demander le soutien de votre médecin, de votre équipe soignante, de votre famille, de vos amis ou d'autres sources, telles que des groupes de soutien, des conseillers ou des communautés en ligne, pour vous aider à atteindre et à maintenir un poids santé.

- **Programme d'activité physique.** Un programme d'activité physique est un programme qui vous aide à augmenter votre activité physique et votre exercice. Comme votre médecin vous le recommande, vous pouvez participer à un programme d'activité physique dans un gymnase, un parc ou en ligne. Vous devez suivre les instructions pour utiliser efficacement le programme d'activité physique, comme choisir une activité que vous aimez, commencer lentement et progressivement, vous échauffer et vous rafraîchir et rester hydraté. Vous devriez également demander le soutien de votre médecin, de votre équipe soignante, de votre famille, de vos amis ou d'autres sources, telles que des entraîneurs, des coachs ou des communautés en ligne, pour vous aider à augmenter votre activité physique et votre exercice.

- **Programme de gestion du stress.** Un programme de gestion du stress est un programme qui vous aide à faire face au stress et aux émotions. Vous pouvez rejoindre un programme de gestion du stress dans une clinique, un hôpital ou en ligne, selon les recommandations de votre médecin. Vous devez suivre les instructions pour utiliser efficacement le programme de gestion du stress, comme identifier et éviter vos facteurs de stress, pratiquer des techniques de relaxation, exprimer vos sentiments et demander de l'aide en cas de besoin. Vous devriez également demander le soutien de votre médecin, de votre équipe soignante, de votre famille, de vos amis ou d'autres sources, telles que des groupes de soutien, des conseillers ou des communautés en ligne, pour vous aider à faire face au stress et aux émotions.

Actions et choix pour réduire les facteurs de risque de maladies cardiaques

Pour réduire vos facteurs de risque de maladie cardiaque, vous devez agir et faire des choix qui profitent à votre cœur et à votre santé, avec l'aide de votre médecin et de votre équipe soignante. Vous pouvez utiliser diverses méthodes et outils pour agir et faire des choix, tels que :

- **Médicaments.** Les médicaments sont des médicaments qui aident à réduire votre tension artérielle, votre cholestérol sanguin, votre glycémie ou la coagulation sanguine et à prévenir ou traiter les complications. Vous pouvez prendre les médicaments prescrits par votre médecin et surveiller vos symptômes et vos effets secondaires. Vous ne devez pas arrêter ou modifier vos médicaments sans consulter votre médecin. Vous devez également informer votre médecin des allergies, des intolérances ou des interactions médicamenteuses.

- **Changements de style de vie.** Les changements de mode de vie sont les modifications que vous apportez à vos habitudes et comportements, comme arrêter de fumer, limiter la consommation d'alcool, manger sainement, être actif et gérer le stress. Vous pouvez modifier votre mode de vie grâce aux conseils de votre médecin et de votre équipe soignante et suivre vos progrès et vos résultats. Vous ne devez pas apporter de changements drastiques ou irréalistes qui pourraient nuire à votre santé ou à votre bien-être. Vous devriez également demander l'aide de votre médecin, de votre équipe soignante, de votre famille, de vos amis ou d'autres sources, telles que des groupes de soutien, des conseillers ou des communautés en ligne, pour vous aider à apporter et à maintenir des changements dans votre mode de vie.

- **Éducation et sensibilisation.** L'éducation et la sensibilisation sont les connaissances et la compréhension qui vous aident à prendre des décisions éclairées et à agir pour votre santé et votre prévention. Vous pouvez vous renseigner et vous sensibiliser en recherchant des informations et des conseils auprès de votre médecin et de votre équipe soignante, ainsi que d'autres sources fiables, telles que des livres, des sites Web ou des organisations, pour vous aider à en savoir plus sur vos facteurs de risque de maladie cardiaque et sur la manière de les prendre en compte. les réduire. Vous pouvez également être conscient des signes et symptômes de complications, telles que des douleurs thoraciques, un essoufflement ou des palpitations, et consulter immédiatement un médecin si elles surviennent. Vous pouvez également être conscient des facteurs qui peuvent affecter votre fonction cardiaque et votre santé, tels que l'alimentation, le mode de vie, les médicaments et les soins de suivi, et suivre les instructions et recommandations de votre médecin.

La gestion des facteurs de risque de maladie cardiaque est l'un des moyens les plus efficaces d'améliorer la santé cardiovasculaire et de prévenir les complications et les récidives après une chirurgie valvulaire cardiaque. Les facteurs de risque de maladie cardiaque sont les conditions ou les comportements qui augmentent le risque de développer ou d'aggraver une maladie cardiaque. Certains facteurs de risque de maladie cardiaque sont modifiables, ce qui signifie que vous pouvez les modifier ou les contrôler, comme le tabagisme, l'hypertension artérielle ou l'hypercholestérolémie.

Nutrition et Exercice pour la Santé Cardiaque

La nutrition et l'exercice physique sont deux des facteurs les plus critiques pour votre santé cardiovasculaire. La nutrition et l'exercice peuvent vous aider à prévenir ou à gérer les maladies cardiaques, à réduire votre risque de complications et de récidive après une chirurgie valvulaire cardiaque et à améliorer votre qualité de vie. La nutrition et l'exercice peuvent également vous aider à contrôler votre poids, votre tension artérielle, votre cholestérol, votre glycémie et votre inflammation, facteurs de risque courants de maladies cardiaques.

Les informations suivantes vous aideront à comprendre les avantages et les lignes directrices de la nutrition et de l'exercice pour la santé cardiaque, à décrire comment vous pouvez planifier et préparer la nutrition et l'exercice pour la santé cardiaque, et vous donneront les moyens d'agir et de faire des choix adaptés à vos besoins et à vos objectifs.

Avantages et lignes directrices de la nutrition et de l'exercice pour la santé cardiaque

La nutrition et l'exercice physique pour la santé cardiaque peuvent avoir de nombreux avantages, tels que:

- Renforcer votre cœur, vos muscles et vos os et améliorer votre circulation sanguine, votre apport en oxygène et votre métabolisme.

- Réduire votre tension artérielle, votre cholestérol sanguin, votre glycémie et votre inflammation, et prévenir ou traiter les complications telles que les infections, les saignements, l'arythmie ou les problèmes valvulaires.

- Améliorer votre humeur, votre énergie, votre confiance et votre bonheur, et réduire votre stress, votre anxiété, votre dépression et votre ennui.

- Soutenir votre développement personnel et professionnel et vous permettre de reprendre vos activités normales, telles que le travail, les loisirs, les passe-temps et les interactions sociales.

La nutrition et l'exercice pour la santé cardiaque peuvent également suivre certaines directives générales, telles que:

- Avoir une alimentation équilibrée et variée qui met l'accent sur les fruits, les légumes, les grains entiers, les protéines maigres, les graisses et les liquides sains et limite le sel, le sucre, les graisses saturées et l'alcool.

- Être physiquement actif et faire de l'exercice pendant au moins 150 minutes par semaine, avec des activités d'intensité modérée à vigoureuse, comme la marche, le jogging, le vélo, la natation ou l'aérobic.

- Suivre un processus progressif et sûr pour reprendre votre alimentation et vos exercices pour la santé cardiaque, tel que guidé par votre médecin et votre équipe de réadaptation cardiaque.

- Écouter votre corps et vous arrêter ou vous reposer si vous vous sentez fatigué, étourdi ou essoufflé.

Planifiez et préparez-vous à une alimentation et à des exercices pour la santé cardiaque.

Pour profiter des bienfaits et suivre les directives en matière de nutrition et d'exercice pour la santé cardiaque, vous devez planifier et vous préparer au processus avec l'aide de votre médecin et de votre équipe soignante. Vous pouvez suivre les étapes suivantes pour planifier et préparer une alimentation et des exercices pour la santé cardiaque :

- **Évaluez votre situation actuelle.** Vous pouvez évaluer votre état physique, mental et émotionnel actuel et identifier vos forces et faiblesses, vos besoins et défis, ainsi que vos priorités et préférences. Vous pouvez également revoir vos habitudes en matière de nutrition et d'exercice avant l'opération et déterminer celles qui vous sont bénéfiques et agréables et celles qui ne le sont pas.

- **Fixez-vous des objectifs réalistes et réalisables.** Vous pouvez fixer des objectifs à court et à long terme en matière de nutrition et d'exercice pour la santé cardiaque en fonction de votre situation actuelle et de vos valeurs et aspirations personnelles. Vous pouvez définir vos objectifs spécifiques, mesurables, réalisables, pertinents et limités dans le temps et les écrire ou les partager avec quelqu'un. Vous pouvez également suivre vos progrès et célébrer vos réalisations.

- **Cherchez de l'aide et du soutien.** Vous pouvez demander de l'aide et du soutien à votre médecin et à votre équipe soignante, ainsi qu'à votre famille, vos amis ou d'autres sources, telles que des groupes de soutien, des conseillers ou des communautés en ligne. Vous pouvez demander de l'aide ou des conseils sur la façon de planifier et de préparer une alimentation et des exercices pour la santé cardiaque et sur la façon de faire face à toute difficulté ou défi. Vous pouvez également donner votre avis et votre appréciation à ceux qui vous aident et vous soutiennent.

Choix et préférences en matière de nutrition et d'exercice pour la santé cardiaque

Vous êtes responsable de participer à votre alimentation et à vos exercices pour la santé cardiaque. Vous pouvez choisir et exprimer vos préférences en fonction des meilleures informations disponibles et de vos valeurs et objectifs. Certains des choix et préférences que vous pouvez faire sont :

- Choisir les aliments et les boissons que vous souhaitez consommer. Vous pouvez choisir les aliments et les boissons que vous souhaitez consommer en fonction de vos intérêts, goûts et objectifs. Vous pouvez également choisir des aliments et des boissons qui sont nutritifs et délicieux pour vous et éviter les aliments et les boissons qui sont nocifs ou désagréables pour vous. Vous pouvez également essayer de nouveaux aliments et boissons ou modifier ceux existants en fonction de vos besoins et préférences.

- Choisir les activités et les exercices que vous souhaitez réaliser. Vous pouvez choisir les activités et les exercices que vous souhaitez réaliser en fonction de vos intérêts, passions et objectifs. Vous pouvez également choisir les activités et exercices qui vous sont bénéfiques et agréables et éviter les activités et exercices qui vous sont nuisibles ou stressants. Vous pouvez également essayer de nouvelles activités et exercices ou modifier ceux existants en fonction de vos besoins et de vos capacités.

- Choisir le rythme et le moment de votre alimentation et de vos exercices pour la santé cardiaque. Vous pouvez choisir le rythme et le moment de votre alimentation et de vos exercices pour la santé cardiaque en fonction de votre état, de vos progrès et de votre confort. Vous pouvez également choisir un rythme et un timing réalistes et flexibles et les ajuster selon vos besoins. Vous pouvez également respecter vos limites et ne pas vous comparer aux autres ou à vous-même avant l'opération.

- Choisir les personnes avec qui vous souhaitez partager votre alimentation et vos exercices pour la santé cardiaque. Vous pouvez choisir les personnes avec qui vous souhaitez partager votre alimentation et vos exercices pour la santé cardiaque en fonction de vos relations, de vos attentes et de votre compatibilité. Vous pouvez également choisir des personnes solidaires et encourageantes et éviter celles qui sont négatives ou exigeantes. Vous pouvez également communiquer vos besoins et préférences aux personnes avec qui vous partagez votre alimentation et vos exercices pour la santé cardiaque et respecter leurs besoins et préférences.

La nutrition et l'exercice physique sont deux des facteurs les plus importants pour votre santé cardiovasculaire. La nutrition et l'exercice peuvent vous aider à prévenir ou à gérer les maladies cardiaques, à réduire votre risque de complications et de récidive après une chirurgie valvulaire cardiaque et à améliorer votre qualité de vie. La nutrition et l'exercice peuvent également vous aider à contrôler votre poids, votre tension artérielle, votre cholestérol, votre glycémie et votre inflammation, facteurs de risque courants de maladies cardiaques.

Techniques de Gestion du Stress

Les techniques de gestion du stress sont des méthodes et des outils qui vous aident à faire face au stress et aux émotions après une chirurgie valvulaire cardiaque. Le stress et les émotions sont les sentiments et les réactions qui affectent votre humeur, votre comportement et votre bien-être. Vous pouvez ressentir du stress et des émotions après une chirurgie valvulaire cardiaque, comme de l'anxiété, de la dépression, de la colère ou du chagrin, alors que vous faites face à votre état, à votre chirurgie et à votre rétablissement.

Le stress et les émotions peuvent affecter votre fonction cardiaque et votre santé et augmenter votre risque de complications et de récidive. Le stress et les émotions peuvent également affecter vos choix de vie, comme fumer, boire, manger ou dormir. Le stress et les émotions peuvent également affecter la cicatrisation de la plaie et le fonctionnement de la valvule après une chirurgie valvulaire cardiaque.

Les informations suivantes vous aideront à comprendre les avantages et les types de techniques de gestion du stress, à décrire comment vous pouvez pratiquer et appliquer les techniques de gestion du stress, et vous permettront d'agir et de faire des choix adaptés à vos besoins et à vos objectifs.

Avantages et types de techniques de gestion du stress

Les techniques de gestion du stress peuvent présenter de nombreux avantages, tels que :

- La réduction de votre tension artérielle, de votre fréquence cardiaque et de votre inflammation prévient ou traite les complications telles que les infections, les saignements, les arythmies ou les problèmes valvulaires.

- Améliorer votre humeur, votre énergie, votre confiance et votre bonheur, et réduire votre stress, votre anxiété, votre dépression et votre ennui.

- Soutenir votre développement personnel et professionnel et vous permettre de reprendre vos activités normales, telles que le travail, les loisirs, les passe-temps et les interactions sociales.

Les techniques de gestion du stress peuvent également être classées en deux types selon la manière dont elles abordent la source ou la réponse au stress :

- **Adaptation centrée sur le problème.** Le coping centré sur le problème est une technique de gestion du stress qui vise à modifier ou à éliminer la source de stress, comme un défi ou une menace. L'adaptation axée sur les problèmes implique d'identifier et d'éviter les facteurs de stress, de trouver des solutions ou des alternatives, de fixer des objectifs et des priorités et de prendre des mesures et des responsabilités. L'adaptation axée sur les problèmes peut vous aider à reprendre le contrôle et la confiance en vous et à réduire ou prévenir le stress.

- **Adaptation centrée sur les émotions.** Le coping centré sur les émotions est une technique de gestion du stress qui vise à modifier ou à réguler la réponse au stress, comme un sentiment ou une réaction. L'adaptation centrée sur les émotions peut impliquer d'exprimer et d'accepter vos sentiments, de rechercher du soutien et du réconfort, de pratiquer des techniques de relaxation, de participer à des activités agréables et de recadrer votre point de vue. L'adaptation centrée sur les émotions peut vous aider à calmer votre esprit et votre corps et à faire face au stress.

Actions et choix pour les techniques de gestion du stress

Vous avez le droit et la responsabilité de participer à votre gestion du stress. Vous pouvez agir et faire des choix basés sur les meilleures informations disponibles ainsi que sur vos valeurs et vos objectifs. Certaines des actions et des choix que vous pouvez faire sont :

- Choisir les techniques de gestion du stress que vous souhaitez utiliser. Vous pouvez choisir les techniques de gestion du stress que vous souhaitez utiliser en fonction de vos intérêts, passions et objectifs. Vous pouvez également choisir les techniques de gestion du stress qui vous sont bénéfiques et agréables et éviter les techniques de gestion du stress qui vous sont nuisibles ou stressantes. Vous pouvez également essayer de nouvelles techniques de gestion du stress ou modifier celles existantes en fonction de vos besoins et préférences.

- Choisir le rythme et le timing de votre gestion du stress. Vous pouvez choisir le rythme et le calendrier de votre gestion du stress en fonction de votre état, de vos progrès et de votre confort. Vous pouvez également choisir un rythme et un timing réalistes et flexibles et les ajuster selon vos besoins. Vous pouvez également respecter vos limites et ne pas vous comparer aux autres ou à vous-même avant l'opération.

- Choisir les personnes avec qui vous souhaitez partager votre gestion du stress. Vous pouvez choisir les personnes avec qui vous souhaitez partager votre gestion du stress en fonction de vos relations, de vos attentes et de votre compatibilité. Vous pouvez également choisir des personnes solidaires et encourageantes et éviter celles qui sont négatives ou exigeantes. Vous pouvez également communiquer vos besoins et préférences aux personnes avec qui vous partagez votre gestion du stress et respecter également leurs besoins et préférences.

Les techniques de gestion du stress sont des méthodes et des outils qui vous aident à faire face au stress et aux émotions après une chirurgie valvulaire cardiaque. Le stress et les émotions sont les sentiments et les réactions qui affectent votre humeur, votre comportement et votre bien-être. Vous pouvez ressentir du stress et des émotions après une chirurgie valvulaire cardiaque, comme de l'anxiété, de la dépression, de la colère ou du chagrin, alors que vous faites face à votre état, à votre chirurgie et à votre rétablissement.

Le stress et les émotions peuvent affecter votre fonction cardiaque et votre santé et augmenter votre risque de complications et de récidive. Le stress et les émotions peuvent également affecter vos choix de vie, comme fumer, boire, manger ou dormir. Le stress et les émotions peuvent également affecter la cicatrisation de la plaie et le fonctionnement de la valvule après une chirurgie valvulaire cardiaque.

Suppléments et Thérapies Alternatives

Les suppléments et les thérapies alternatives sont des produits et des pratiques qui ne font pas partie de la médecine conventionnelle standard, mais qui sont utilisés pour améliorer votre santé et votre bien-être. Les suppléments et thérapies alternatives peuvent inclure des vitamines, des minéraux, des herbes, des compléments alimentaires ou des médecines complémentaires et alternatives, telles que l'homéopathie, l'ayurveda, le yoga, le tai-chi, la méditation, l'acupuncture ou le massage.

Certaines personnes atteintes d'une maladie cardiaque ou ayant subi une chirurgie valvulaire cardiaque peuvent utiliser des suppléments et des thérapies alternatives pour prévenir ou gérer leurs symptômes, réduire leur risque de complications et de récidive et améliorer leur qualité de vie. Les suppléments et les thérapies alternatives peuvent présenter certains avantages, tels que:

- Fournir des nutriments ou des substances susceptibles de soutenir votre fonction cardiaque et votre santé, comme les acides gras oméga-3, la coenzyme Q10, la vitamine D ou le magnésium.

- Réduire votre tension artérielle, votre cholestérol sanguin, votre glycémie ou votre inflammation, et prévenir ou traiter les complications telles que les infections, les saignements, les arythmies ou les problèmes valvulaires.

- Améliorer votre humeur, votre énergie, votre confiance et votre bonheur, et réduire votre stress, votre anxiété, votre dépression et votre ennui.

Cependant, les suppléments et les thérapies alternatives peuvent également présenter certains risques, tels que :

- Interagir avec vos médicaments ou autres suppléments et provoquer des effets indésirables, tels que des saignements, une coagulation ou une arythmie.
- Être contaminé, mal étiqueté ou frauduleux et contenir des ingrédients nocifs, tels que des métaux lourds, des pesticides ou des médicaments.
- Être inefficace ou disposer de preuves insuffisantes ou contradictoires pour étayer leurs affirmations vous fait perdre du temps, de l'argent ou de la santé.

Les informations suivantes vous aideront à comprendre les avantages et les risques des suppléments et des thérapies alternatives, à décrire comment vous pouvez évaluer et utiliser les suppléments et les thérapies alternatives de manière sûre et efficace, et vous donneront les moyens d'agir et de faire des choix adaptés à vos besoins et à vos objectifs.

Avantages et risques des suppléments et des thérapies alternatives

Les suppléments et les thérapies alternatives peuvent présenter différents avantages et risques, selon le type, la dose, la qualité et la source du produit ou de la pratique, ainsi que votre état de santé, vos médicaments et votre mode de vie. Voici quelques exemples de suppléments et de thérapies alternatives qui peuvent présenter des avantages et des risques pour la santé cardiaque :

- **Les acides gras omega-3.** Les acides gras oméga-3 sont les graisses essentielles que votre corps ne peut pas fabriquer et dont il a besoin grâce aux aliments ou aux suppléments. Les acides gras oméga-3 peuvent aider à réduire les triglycérides, la tension artérielle et l'inflammation et à améliorer la fonction cardiaque et la santé. Cependant, les acides gras oméga-3 peuvent également interagir avec les anticoagulants et augmenter le risque de saignement ou d'ecchymoses. Les acides gras oméga-3 peuvent également provoquer des effets secondaires tels qu'un goût de poisson, des rots ou des nausées.

- **Coenzyme Q10.** La coenzyme Q10, ou CoQ10, est une substance produite par votre corps et vous pouvez également l'obtenir à partir d'aliments ou de suppléments. La CoQ10 peut aider vos cellules à produire de l'énergie et à protéger votre cœur du stress et des dommages oxydatifs. Cependant, la CoQ10 peut également interagir avec les anticoagulants et réduire leur efficacité. La CoQ10 peut provoquer des effets secondaires, tels que des maux de tête, des étourdissements ou des maux d'estomac.

- **Vitamine D.** La vitamine D est une vitamine que votre corps produit lorsqu'il est exposé au soleil ; vous pouvez également l'obtenir à partir d'aliments ou de suppléments. La vitamine D peut aider votre corps à absorber le calcium et à soutenir la santé des os, des muscles et du système immunitaire. Cependant, la vitamine D peut également interagir avec les suppléments de calcium et provoquer des taux élevés de calcium dans le sang, endommageant ainsi votre cœur et vos reins. La vitamine D peut également provoquer des effets secondaires tels que des nausées, des vomissements ou de la constipation.

- **Magnésium.** Le magnésium est un minéral dont votre corps a besoin pour de nombreuses fonctions, et vous pouvez l'obtenir par le biais d'aliments ou de suppléments. Le magnésium peut aider à réguler votre rythme cardiaque, votre tension artérielle et votre glycémie et à prévenir ou traiter des complications telles qu'une arythmie ou un problème valvulaire. Cependant, le magnésium peut également interagir avec certains médicaments, tels que les antibiotiques, les diurétiques ou les médicaments contre l'hypertension, et affecter leur absorption ou leur action. Le magnésium peut également provoquer des effets secondaires tels que de la diarrhée, des crampes ou des nausées.

- **Yoga.** Le yoga est une pratique qui implique des poses physiques, des exercices de respiration et de la méditation, et vous pouvez la pratiquer à la maison, en studio ou en ligne. Le yoga peut vous aider à détendre votre esprit et votre corps et à réduire le stress, l'anxiété, la dépression et l'ennui. Le yoga peut également vous aider à améliorer votre flexibilité, votre force et votre équilibre et à réduire votre tension artérielle et votre fréquence cardiaque. Cependant, le yoga peut également provoquer des blessures, telles que des entorses, des foulures ou des fractures, si vous ne le pratiquez pas correctement ou en toute sécurité. Le yoga peut également être inapproprié ou nocif pour certaines personnes, comme celles souffrant d'hypertension artérielle, de glaucome ou d'ostéoporose.

- **Taï chi.** Le Tai Chi est une pratique qui implique des mouvements lents et doux, des exercices de respiration et de méditation, et vous pouvez le pratiquer à la maison, dans un parc ou en ligne. Le Tai Chi peut vous aider à détendre votre esprit et votre corps et à réduire votre stress, votre anxiété, votre dépression et votre ennui. Le Tai Chi peut également vous aider à améliorer votre flexibilité, votre force et votre équilibre et à réduire votre tension artérielle et votre fréquence cardiaque. Cependant, le tai-chi peut également provoquer des blessures, telles que des entorses, des foulures ou des fractures, si vous ne le pratiquez pas correctement ou en toute sécurité. Le tai-chi peut également être inapproprié ou nocif pour certaines personnes, comme celles souffrant de problèmes d'équilibre, de douleurs articulaires ou de problèmes cardiaques.

- **Acupuncture.** L'acupuncture est une pratique qui consiste à insérer de fines aiguilles dans des points spécifiques de votre corps, ce que vous pouvez faire dans une clinique ou un hôpital. L'acupuncture peut aider à soulager la douleur, l'inflammation et le stress et à améliorer votre circulation sanguine et votre système immunitaire. Cependant, l'acupuncture peut également provoquer des infections, des saignements ou des ecchymoses si les aiguilles ne sont pas stériles ou insérées correctement. L'acupuncture peut également être inefficace ou nocive pour certaines personnes, comme celles souffrant de troubles de la coagulation, de stimulateurs cardiaques ou d'infections.

Évaluez et utilisez des suppléments et des thérapies alternatives de manière sûre et efficace.

Pour évaluer et utiliser les suppléments et les thérapies alternatives de manière sûre et efficace, consultez votre médecin et votre équipe soignante avant de commencer ou d'arrêter tout produit ou pratique et suivez leurs conseils et instructions. Vous pouvez également utiliser les conseils suivants pour évaluer et utiliser les suppléments et les thérapies alternatives de manière sûre et efficace :

- **Faire votre recherche.** Vous pouvez rechercher les suppléments et les thérapies alternatives qui vous intéressent et rechercher des sources d'informations fiables et impartiales, telles que des livres, des sites Web ou des organisations, qui fournissent des preuves scientifiques, des critiques ou des évaluations. Vous pouvez également comparer les avantages et les risques, les coûts et la disponibilité, ainsi que la qualité et la sécurité des produits ou des pratiques et choisir ceux qui correspondent à vos besoins et à vos objectifs.

- **Choisir le rythme et le timing de votre gestion du stress.** Vous pouvez choisir le rythme et le calendrier de votre gestion du stress en fonction de votre état, de vos progrès et de votre confort. Vous pouvez également choisir un rythme et un timing réalistes et flexibles et les ajuster selon vos besoins. Vous pouvez également respecter vos limites et ne pas vous comparer aux autres ou à vous-même avant l'opération.

- **Choisir les personnes avec qui vous souhaitez partager votre gestion du stress.** Vous pouvez choisir les personnes avec qui vous souhaitez partager votre gestion du stress en fonction de vos relations, de vos attentes et de votre compatibilité. Vous pouvez également choisir des personnes solidaires et encourageantes et éviter celles qui sont négatives ou exigeantes. Vous pouvez également communiquer vos besoins et préférences aux personnes avec qui vous partagez votre gestion du stress et respecter également leurs besoins et préférences.

Les suppléments et les thérapies alternatives sont des produits et des pratiques qui ne font pas partie de la médecine conventionnelle standard, mais qui sont utilisés pour améliorer votre santé et votre bien-être.

Certaines personnes atteintes d'une maladie cardiaque ou ayant subi une chirurgie valvulaire cardiaque peuvent utiliser des suppléments et des thérapies alternatives pour prévenir ou gérer leurs symptômes, réduire leur risque de complications et de récidive et améliorer leur qualité de vie. Les suppléments et les thérapies alternatives peuvent présenter certains avantages, tels que :

- Fournir des nutriments ou des substances susceptibles de soutenir votre fonction cardiaque et votre santé, comme les acides gras oméga-3, la coenzyme Q10, la vitamine D ou le magnésium.

- Réduire votre tension artérielle, votre cholestérol sanguin, votre glycémie ou votre inflammation, et prévenir ou traiter les complications telles que les infections, les saignements, les arythmies ou les problèmes valvulaires.

- Améliorer votre humeur, votre énergie, votre confiance et votre bonheur, et réduire votre stress, votre anxiété, votre dépression et votre ennui.

Cependant, les suppléments et les thérapies alternatives peuvent également présenter certains risques, tels que :

- Interagir avec vos médicaments ou autres suppléments et provoquer des effets indésirables, tels que des saignements, une coagulation ou une arythmie.
- Être contaminé, mal étiqueté ou frauduleux et contenir des ingrédients nocifs, tels que des métaux lourds, des pesticides ou des médicaments.
- Être inefficace ou disposer de preuves insuffisantes ou contradictoires pour étayer leurs affirmations vous fait perdre du temps, de l'argent ou de la santé.

Pour évaluer et utiliser les suppléments et les thérapies alternatives de manière sûre et efficace, consultez votre médecin et votre équipe soignante avant de commencer ou d'arrêter tout produit ou pratique et suivez leurs conseils et instructions. Vous pouvez également utiliser les conseils suivants pour évaluer et utiliser les suppléments et les thérapies alternatives de manière sûre et efficace :

- **Faire votre recherche.** Vous pouvez rechercher les suppléments et les thérapies alternatives qui vous intéressent et rechercher des sources d'informations fiables et impartiales, telles que des livres, des sites Web ou des organisations, qui fournissent des preuves scientifiques, des critiques ou des évaluations. Vous pouvez également comparer les avantages et les risques, les coûts et la disponibilité, ainsi que la qualité et la sécurité des produits ou des pratiques et choisir ceux qui correspondent à vos besoins et à vos objectifs.

- **Commencez bas et allez lentement.** Vous pouvez commencer avec une faible dose ou une faible fréquence de supplément ou de thérapie alternative et l'augmenter progressivement selon vos besoins et votre tolérance. Vous pouvez également surveiller votre réponse et vos effets secondaires et arrêter ou ajuster le supplément ou la thérapie alternative si vous ressentez des problèmes ou un inconfort. Vous pouvez également informer votre médecin et votre équipe soignante de tout changement ou problème concernant le supplément ou la thérapie alternative.

- **Tenir un registre.** Vous pouvez conserver une trace des suppléments et des thérapies alternatives que vous utilisez et inclure le nom, la dose, la fréquence, la durée, la raison et l'effet de chaque produit ou pratique. Vous pouvez également partager votre dossier avec votre médecin et votre équipe soignante et les mettre à jour régulièrement. Vous pouvez également consulter périodiquement votre dossier et évaluer les avantages et les risques des suppléments et des thérapies alternatives que vous utilisez.

Les suppléments et les thérapies alternatives sont des produits et des pratiques qui ne font pas partie de la médecine conventionnelle standard, mais qui sont utilisés pour améliorer votre santé et votre bien-être. Les suppléments et les thérapies alternatives peuvent présenter certains avantages et risques, en fonction du type, de la dose, de la qualité et de la source du produit ou de la pratique, ainsi que de votre état de santé, de vos médicaments et de votre mode de vie.

Chapitre 6

Bien Vivre Avec une Valvulopathie Cardiaque

Fixer des Objectifs et des Jalons

Après avoir subi un diagnostic, un traitement et un rétablissement pour une maladie valvulaire cardiaque, vous entrez maintenant dans la phase à long terme de votre vie avec votre valvule réparée ou remplacée. Cela nécessitera d'ajuster vos perspectives, vos priorités et votre mode de vie pour soutenir votre valve et maintenir votre santé.

En vous engageant à prendre soin de vous et à adopter une attitude positive, vous pouvez vous épanouir et profiter pleinement de la vie, même avec une maladie des valvules cardiaques. Voici des conseils pour fixer et atteindre des objectifs, célébrer les jalons et trouver un nouveau sens à l'avenir.

- **Fixez-vous des objectifs petits et grands.**

  Après le traitement, il est normal de se sentir découragé de ne pas pouvoir reprendre immédiatement son niveau d'activité habituel. Fixer de petits objectifs gérables à court terme vous donne un sentiment de progrès et de motivation. Essayez de marcher 5 minutes par jour, puis augmentez de 5 minutes par semaine. Ou engagez-vous à prendre les escaliers une fois cette semaine et deux fois la semaine prochaine. Accordez-vous du crédit pour chaque réalisation avant de vous fixer un autre mini-objectif.

Avoir des objectifs plus ambitieux et à plus long terme contribue également à donner une orientation et de l'espoir. Rêvez grand, que ce soit en jouant neuf trous de golf, en partant pour un voyage mémorable, en assistant à un mariage familial ou en retournant au travail.

Décomposez un grand objectif en étapes plus petites au fil du temps. Partagez vos objectifs avec vos proches pour vous tenir responsable. Célébrez lorsque vous atteignez une étape importante.

- **Restez positif et soyez patient.**
  Il est essentiel de rester patient avec vos limites après une chirurgie valvulaire, de ne pas vous comparer aux autres et de vous concentrer sur le chemin parcouru. Les progrès seront progressifs. Certains jours seront plus faciles que d'autres. Ne vous laissez pas décourager par des revers temporaires. Réfléchissez aux réalisations jusqu'à présent plutôt qu'à ce qui semble encore hors de portée. Modifiez les objectifs si nécessaire tout en conservant une attitude positive. Écoutez les conseils de votre médecin sur les délais d'activité sécuritaire. Avec des efforts constants, vous continuerez à vous améliorer.

- **Trouvez un sens et un but.**

  Pour beaucoup, subir une chirurgie valvulaire cardiaque et se rétablir leur redonne un sens renouvelé. Profitez de cette seconde chance pour trouver des façons significatives de passer du temps, de redonner ou d'être présent avec vos proches. Faites du bénévolat dans votre communauté, adoptez un passe-temps longtemps négligé ou apprenez une nouvelle compétence. Redécouvrez des activités qui vous apportent de la joie et enrichissent votre vie. Partagez votre expérience de patient pour éduquer les autres personnes confrontées à des situations similaires. Vivre avec intention au service de vos valeurs procure un épanouissement.

- **Faites des soins personnels une priorité.**

  Prendre soin de votre santé physique et mentale devrait désormais devenir une priorité absolue. Cela peut signifier dire non aux engagements qui provoquent un stress ou une fatigue excessifs. Protégez votre énergie émotionnelle, limitez le temps passé avec des personnes négatives et faites de la place à des relations édifiantes. Suivez vos médicaments, faites de l'exercice, prenez des repas nutritifs et consultez le médecin. Écoutez votre esprit et votre corps. Ne négligez pas vos besoins lorsque vous prenez soin des autres. Prenez le temps de vous ressourcer grâce à des activités relaxantes. Gérer votre santé et votre bien-être vous permet de bien vivre avec une valvulopathie cardiaque.

Même si vous ferez quelques concessions, une maladie des valvules cardiaques ne vous empêche pas de vivre une vie heureuse et utile. Gardez la perspective, concentrez-vous sur ce que vous pouvez faire par rapport à ce que vous ne pouvez pas gérer les limitations de manière constructive, et gardez espoir et tourné vers l'avenir. Avec des soins personnels concertés, de la persévérance et un état d'esprit positif, vous pouvez continuer à vous épanouir dans cette prochaine phase de votre voyage.

Considérations Relatives aux Voyages et aux Loisirs

Après une chirurgie valvulaire cardiaque, l'une des plus grandes questions est de savoir quand vous pourrez reprendre vos passe-temps, voyages et autres activités de loisirs préférés. Bien que votre médecin vous fournisse des lignes directrices sur le calendrier approprié et les précautions à prendre pour des activités spécifiques, vous pouvez profiter d'une grande partie de votre mode de vie normal avec quelques ajustements. Écoutez votre corps, passez progressivement à des activités plus exigeantes et faites preuve de bon sens pour voyager intelligemment.

- **Excursions en ville et excursions à la journée.**

  Avant de vous aventurer plus loin, essayez de petites courses, rendez visite à des amis et visitez d'abord votre ville. Commencez par quelques heures loin de chez vous, puis augmentez progressivement la durée. Ayez sur vous des cartes de contact en cas d'urgence et des médicaments ou des informations médicales. Utilisez des foulards, des chapeaux ou de la crème solaire pour protéger les incisions de l'exposition au soleil. Planifiez vos sorties à des moments moins fréquentés et prévoyez suffisamment de temps pour les périodes de repos. Profitez des parcs locaux, des musées, des restaurants, des magasins et des attractions tout en reconstruisant votre endurance.

- **Exercice etrécréatifdes sports.**
  Le retour à l'exercice et aux sports récréatifs que vous aimez favorise un immense bien-être mental et physique. Commencez lentement sous la direction de votre médecin. La marche, la natation, le yoga, le vélo, le golf et la randonnée sont des activités idéales à faible impact après une intervention chirurgicale. Attendez au moins deux mois avant d'introduire des exercices de plus haute intensité impliquant des poids, de la pliométrie ou du cardio intense. Écoutez votre corps et arrêtez-vous si vous ressentez de la douleur ou des vertiges. Restez bien hydraté

et portez une protection solaire. Modifiez les sports en prenant des pauses, en diminuant la durée ou l'intensité ou en choisissant des versions moins fatigantes.

- **Airvoyage.**

La plupart des patients peuvent reprendre le voyage en avion 3 à 4 semaines après une chirurgie valvulaire cardiaque, sauf avis contraire de leur chirurgien. Demandez une assistance en fauteuil roulant via l'aéroport si nécessaire. Évitez de soulever des sacs lourds ; utilisez des bagages compacts à roulettes. Portez des chaussettes de compression pour éviter le gonflement des jambes et levez-vous régulièrement pour vous étirer lors de longs vols. Restez hydraté. Informez discrètement les agents de la TSA de votre intervention chirurgicale et emportez avec vous la documentation sur les dispositifs implantés. Planifiez un examen après le voyage pour vous assurer que vous l'avez bien toléré.

- **Camping, canotage et excursions à la plage.**
Les escapades dans la nature sont de merveilleux anti-stress mais nécessitent une certaine préparation. Donnez la priorité aux destinations reposantes plutôt qu'à celles pleines d'action. Utilisez des camping-cars ou des camping-cars pour éviter l'inconfort de la tente. Sélectionnez des cabines à proximité des toilettes pour limiter les promenades nocturnes. Emballez des aliments qui ne nécessitent pas de travail important de préparation ou de cuisson. Sur les plages et les piscines, restez hydraté et utilisez de l'ombre et une protection solaire. Attendez six semaines avant de naviguer pour éviter tout risque d'infection bactérienne. Portez des gilets de sauvetage à bord. Écoutez les limites de votre corps et faites des pauses si nécessaire.

Avec l'avis de votre médecin, vous pouvez reprendre de manière réfléchie vos voyages et vos activités de loisirs qui enrichissent votre vie. La clé est d'y revenir progressivement, de prendre des mesures préventives, d'emballer toutes les fournitures médicales et de rester flexible si vous devez modifier vos plans en fonction de vos sentiments. Patience, préparation et prudence vous permettront d'explorer à nouveau le monde.

Perspectives à Long Terme

Une fois que vous vous serez remis d'une chirurgie valvulaire cardiaque, vous vous concentrerez sur le long chemin à parcourir avant de vivre avec votre valvule réparée ou remplacée. En intégrant certains changements dans leur mode de vie, la plupart des patients peuvent bénéficier d'une qualité de vie et d'une longévité améliorées par rapport à avant la chirurgie.

Cependant, des problèmes valvulaires et cardiaques peuvent encore survenir des années plus tard. Le maintien des soins de suivi, la gestion des facteurs de santé et le signalement des symptômes sont la clé de vos perspectives à long terme.

- **La durée de vie des vannes réparées ou remplacées.**

  Les valvules biologiques provenant de tissus animaux ou de votre valvule pulmonaire durent généralement 10 à 20 ans avant de devoir être remplacées. Les valves mécaniques fabriquées en polymères ou en métaux durables peuvent souvent durer toute une vie, à moins que des caillots sanguins ne se développent. Discutez avec votre cardiologue de la durée de vie prévue de votre valve spécifique. Certains patients peuvent survivre à leurs valvules et nécessiter une intervention chirurgicale de remplacement supplémentaire plus tard dans la vie.

- **Soins de suivi continus.**

  Attendez-vous à consulter votre cardiologue chaque année pour le reste de votre vie. Au début, vous pourriez avoir besoin de rendez-vous aussi souvent que tous les 3 à 6 mois. Les visites de routine impliquent un examen physique, une écoute de votre valve, un ECG, des analyses de sang et parfois des tests d'imagerie. Signalez immédiatement tout symptôme préoccupant entre les visites. Certains patients ont besoin d'antibiotiques à long terme avant les soins dentaires pour prévenir l'infection. Restez diligent avec les médicaments et les modifications de votre mode de vie.

- **Complications potentielles à long terme.**

  Même une valvule remplacée avec succès peut développer des problèmes des années plus tard, comme des caillots sanguins, des fuites autour de la valvule, une sténose, un épaississement valvulaire ou une calcification due au tissu cicatriciel, des infections et des arythmies. Rarement, un nouveau problème avec d'autres valvules cardiaques peut également apparaître au fil du temps. Votre risque augmente si vous fumez, êtes obèse, souffrez de diabète ou d'hypertension artérielle, ou si vous ne prenez pas d'anticoagulants comme indiqué. Signalez tout symptôme soudain à votre médecin. Des procédures supplémentaires peuvent être nécessaires.

- **Impact Emotionnel.**

  Une certaine anxiété quant à l'avenir est normale après une chirurgie valvulaire. Reconnaissez quand l'inquiétude devient excessive et demandez conseil. Concentrez-vous uniquement sur ce que vous pouvez contrôler : les habitudes de vie et une surveillance étroite. Maintenez des interactions sociales régulières, des passe-temps épanouissants et un sens du but. Renseignez-vous sur votre santé cardiaque. Soyez vigilant mais optimiste et vivez pleinement chaque jour. Vos perspectives ont un impact sur votre qualité de vie autant que sur votre santé physique.

En respectant les recommandations de votre médecin, vous pouvez vous attendre à bénéficier d'une longévité ainsi que d'une énergie et d'un bien-être améliorés pendant des décennies après une chirurgie valvulaire. Même si des risques demeurent, la conception valvulaire et les améliorations apportées aux techniques chirurgicales offrent d'excellents résultats à long terme.

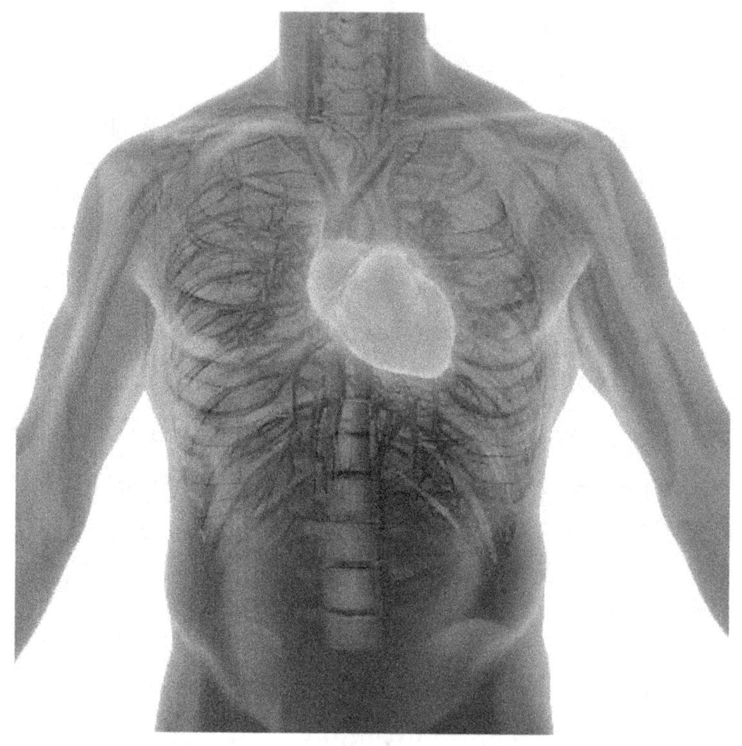

Conclusion

Si vous êtes parvenu à ce dernier chapitre, vous avez désormais une compréhension approfondie des valvulopathies cardiaques, de l'anatomie et de la fonction au diagnostic, en passant par les options de traitement, la guérison et les changements de mode de vie à long terme. Grâce à ces connaissances, vous pouvez vous attaquer de front à votre valvulopathie en tant que patient informé et autonome.

Nous avons couvert de nombreuses informations sur plusieurs sujets complexes. Alors, récapitulons les points clés :

1. Les valvules cardiaques jouent un rôle crucial dans la régulation du flux sanguin et dans la prévention du reflux. Les valvules endommagées qui deviennent trop serrées (sténosées) ou desserrées (régurgitantes)

perturbent la fonction cardiovasculaire normale.

2. Les maladies valvulaires ont un large éventail de causes sous-jacentes, depuis les handicaps congénitaux présents à la naissance jusqu'à l'usure liée à l'âge. Des symptômes tels que l'essoufflement, la fatigue, les étourdissements et l'enflure surviennent lorsque les valves perdent leur capacité d'étanchéité.

3. Plusieurs tests aident à diagnostiquer les problèmes valvulaires, à identifier les niveaux de gravité et à déterminer les traitements appropriés. Ceux-ci comprennent un échocardiogramme, un cathétérisme cardiaque, un scanner et une IRM.

4. Les médicaments peuvent soulager temporairement les symptômes tout en explorant des options de réparation ou de remplacement valvulaire plus permanentes. La chirurgie reste le traitement de référence, mais les procédures transcathéter moins invasives constituent des alternatives viables pour certains patients.

5. Une communication ouverte avec votre chirurgien cardiaque est essentielle pour sélectionner l'intervention valvulaire idéale en fonction de l'âge, de l'anatomie, des comorbidités et du mode de vie. Le temps de récupération et les considérations varient selon la procédure.

6. Le post-traitement se concentre sur la rééducation cardiaque, la nutrition, l'exercice, l'observance des médicaments, les contrôles réguliers et la modification des facteurs de risque pour soutenir votre nouvelle valvule et maintenir la santé cardiaque. Soyez patient avec vos progrès et vos limites.

7. L'anxiété, la dépression et d'autres défis émotionnels sont fréquents après une chirurgie valvulaire. Demandez des conseils professionnels si nécessaire. Appuyez-vous sur votre système de soutien, concentrez-vous sur des objectifs réalisables et conservez la positivité pour faciliter la guérison.

Même si une affection valvulaire présente des changements inévitables dans la vie, elle ne doit pas nécessairement diminuer votre qualité de vie si elle est correctement traitée de manière drastique. Ayez confiance en votre équipe soignante, croyez en votre rétablissement et faites confiance à votre capacité d'adaptation. Soyez gentil avec vous-même lors des jours difficiles. Ceci aussi devrait passer.

Chérissez l'énergie et l'endurance renouvelées que vous gagnez. À mesure que vos forces reviennent, reprenez lentement vos activités préférées, que ce soit le jardinage, le golf, passer du temps en famille ou voyager. Félicitez-vous pour les progrès réalisés tout en poursuivant de nouvelles étapes. Partagez vos expériences pour éduquer et inspirer d'autres patients.

Votre parcours contre la valvulopathie vous a doté de persévérance, de résilience, d'empathie et d'une nouvelle perspective. Permettez à cette expérience d'ouvrir votre esprit et votre cœur d'une manière que vous n'auriez jamais imaginée. Trouvez un sens à avoir relevé ce défi. Laissez-le vous guider pour réfléchir, guérir, apprécier la vie et la vivre plus pleinement.

Vous disposez désormais de tous les outils nécessaires pour maintenir une santé et un fonctionnement cardiaque optimaux pendant des années. Je vous souhaite le meilleur alors que vous vous lancez dans votre prochain chapitre et je suis reconnaissant pour chaque nouveau battement de cœur.

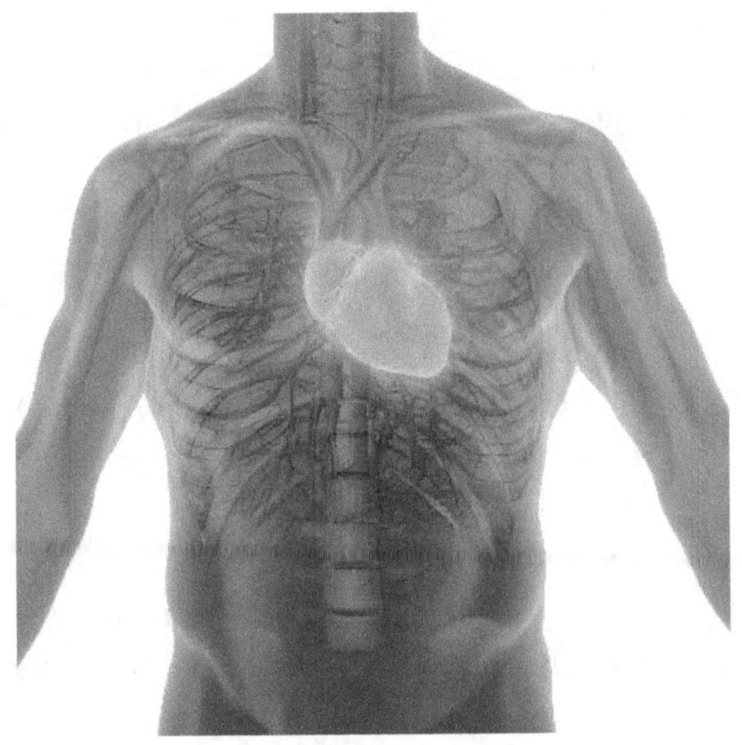

Annexe

L'annexe contient des informations et des ressources supplémentaires qui peuvent vous être utiles pour en savoir plus sur la chirurgie valvulaire cardiaque et la santé cardiovasculaire. L'annexe comprend :

- Une liste des abréviations et acronymes courants utilisés dans ce livre et leur signification.

- Une liste de termes médicaux courants et de définitions liés à la chirurgie valvulaire cardiaque et à la santé cardiovasculaire.

- Une liste de sources et de liens en ligne où vous pouvez trouver plus d'informations et d'assistance sur la chirurgie valvulaire cardiaque et la santé cardiovasculaire.

Glossaire

Le glossaire contient les définitions des termes et concepts clés utilisés dans ce livre. Le glossaire comprend :

- **Chirurgie des valvules cardiaques:** Intervention chirurgicale qui répare ou remplace une ou plusieurs des quatre valvules de votre cœur, à savoir les valvules mitrale, aortique, tricuspide et pulmonaire. La chirurgie valvulaire cardiaque peut améliorer votre fonction cardiaque et votre flux sanguin et prévenir ou traiter des complications telles que l'insuffisance cardiaque, un accident vasculaire cérébral ou une infection.

- **Santé cardiovasculaire:** L'état de votre cœur et de vos vaisseaux sanguins et leur fonctionnement et leur fourniture d'oxygène et de nutriments à votre corps. La santé cardiovasculaire peut être affectée par de nombreux facteurs, tels que l'âge, le sexe, la génétique, le mode de vie et les conditions médicales. La santé cardiovasculaire peut également affecter votre santé et votre bien-être en général ainsi que votre risque de développer ou d'aggraver une maladie cardiaque et d'autres maladies.

- **Maladie cardiaque:** Terme général désignant toute affection affectant votre cœur et vos vaisseaux sanguins et réduisant votre capacité à fonctionner correctement. Les maladies cardiaques peuvent inclure la maladie coronarienne, la valvulopathie cardiaque, les troubles du rythme cardiaque, l'insuffisance cardiaque et les malformations cardiaques congénitales. Les maladies cardiaques peuvent provoquer des douleurs thoraciques, un essoufflement, des palpitations ou de la fatigue. Les maladies cardiaques peuvent également augmenter le risque de complications, telles qu'une crise cardiaque, un accident vasculaire cérébral ou la mort.

- **Facteurs de risque de maladie cardiaque:** Conditions ou comportements qui augmentent le risque de développer ou d'aggraver une maladie cardiaque. Certains facteurs de risque de maladie cardiaque sont modifiables, ce qui signifie que vous pouvez les modifier ou les contrôler, comme le tabagisme, l'hypertension artérielle ou l'hypercholestérolémie. Certains facteurs de risque de maladie cardiaque ne sont pas modifiables, ce qui signifie que vous ne pouvez pas les modifier ou les contrôler, comme l'âge, le sexe ou les antécédents familiaux.

- **Nutrition et exercice:** Il s'agit de facteurs qui impliquent les aliments et les boissons que vous consommez ainsi que l'activité physique et l'exercice que vous pratiquez pour maintenir ou améliorer votre santé et votre bien-être. La nutrition et l'exercice peuvent affecter votre santé cardiovasculaire et votre risque de complications et de récidive après une chirurgie valvulaire cardiaque. La nutrition et l'exercice peuvent également vous aider à contrôler votre poids, votre tension artérielle, votre cholestérol, votre glycémie et votre inflammation, qui sont des facteurs de risque courants de maladies cardiaques.

- **La gestion du stress:** Les méthodes et outils qui vous aident à faire face au stress et aux émotions après une chirurgie valvulaire cardiaque. Le stress et les émotions sont les sentiments et les réactions qui affectent votre humeur, votre comportement et votre bien-être. Vous pouvez ressentir du stress et des émotions après une chirurgie valvulaire cardiaque, comme de l'anxiété, de la dépression, de la colère ou du chagrin, alors que vous faites face à votre état, à votre chirurgie et à votre rétablissement. Le stress et les émotions peuvent affecter votre fonction cardiaque, votre santé et le risque de complications et de récidive. Le stress et les émotions peuvent également affecter vos choix de vie, comme fumer, boire, manger ou dormir.

- **Suppléments et thérapies alternatives:** Il s'agit de produits et de pratiques qui ne font pas partie de la médecine conventionnelle standard, mais qui sont utilisés pour améliorer votre santé et votre bien-être. Les suppléments et thérapies alternatives peuvent inclure des vitamines, des minéraux, des herbes, des compléments alimentaires ou des médecines complémentaires et alternatives, telles que l'homéopathie, l'ayurveda, le yoga, le tai-chi, la méditation, l'acupuncture ou le massage. Certaines personnes atteintes d'une maladie cardiaque ou ayant subi une chirurgie valvulaire cardiaque peuvent utiliser des suppléments et des thérapies alternatives pour prévenir ou gérer leurs symptômes, réduire leur risque de complications et de récidive et améliorer leur qualité de vie. Les suppléments et les thérapies alternatives peuvent présenter certains avantages et risques, en fonction du type, de la dose, de la qualité et de la source du produit ou de la pratique, ainsi que de votre état de santé, de vos médicaments et de votre mode de vie.

Les Références

Les références contiennent les sources d'informations et les preuves utilisées pour étayer le contenu et les affirmations de ce livre. Les références comprennent :

1. American Heart Association. (2020). Récupération et suivi d'une chirurgie valvulaire cardiaque. Extrait de https://www.heart.org/en/health-topics/hear t-valve-problems-and-disease/recovery-and-h ealthy-living-goals-for-heart-valve-patients/h eart-valve- chirurgie-rétablissement-et-suivi

2. Clinique Mayo. (2019). Chirurgie des valvules cardiaques. Récupéré de https://www.mayoclinic.org/tests-procedures /heart-valve-surgery/about/pac-20385276

3. Centres pour le Contrôle et la Prévention des catastrophes. (2020). Maladie cardiaque. Récupéré de https://www.cdc.gov/heartdisease/index.htm

4. Institut national du cœur, des poumons et du sang. (2020). Maladie cardiaque. Extrait de

https://www.nhlbi.nih.gov/health-topics/heart-disease

5. American Heart Association. (2020). Prévention et traitement de l'hypertension artérielle. Extrait de https://www.heart.org/en/health-topics/high-blood-pression/changes-you-can-make-to-manage-high-blood-pression

6. American Heart Association. (2020). Bases nutritionnelles. Extrait de https://www.heart.org/en/healthy-living/healthy-eating/eat-smart/nutrition-basics

7. American Heart Association. (2020). Stress et santé cardiaque. Extrait de https://www.heart.org/en/healthy-living/healthy-lifestyle/stress-management/stress-and-heart-health

8. Clinique Mayo. (2019). Médecine douce. Extrait de https://www.mayoclinic.org/healthy-lifestyle/consumer-health/in-owned/alternative-medicine/art-20046087